PANS《パンス》/PANDAS《パンダス》の正体

Pediatric Acute-onset Neuropsychiatric Syndrome(PANS)/
Pediatric Autoimmune Neuropsychiatric
Disorders Associated with Streptococcal Infections(PANDAS)

こだわりが強すぎる子どもたち

偏食　独自のルール　感覚過敏…

スクエアクリニック
院長 本間良子　副院長 本間龍介

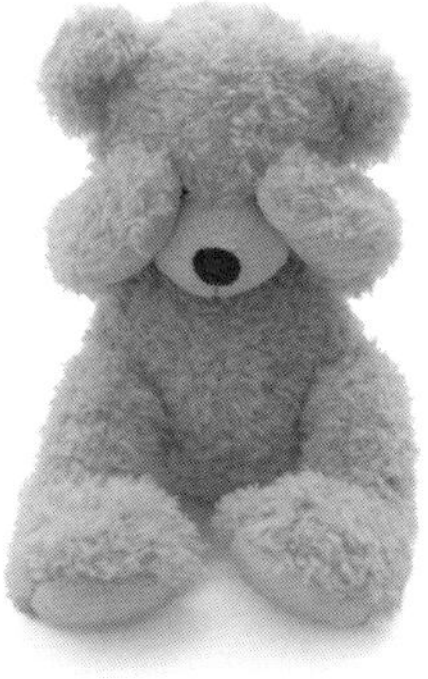

青春出版社

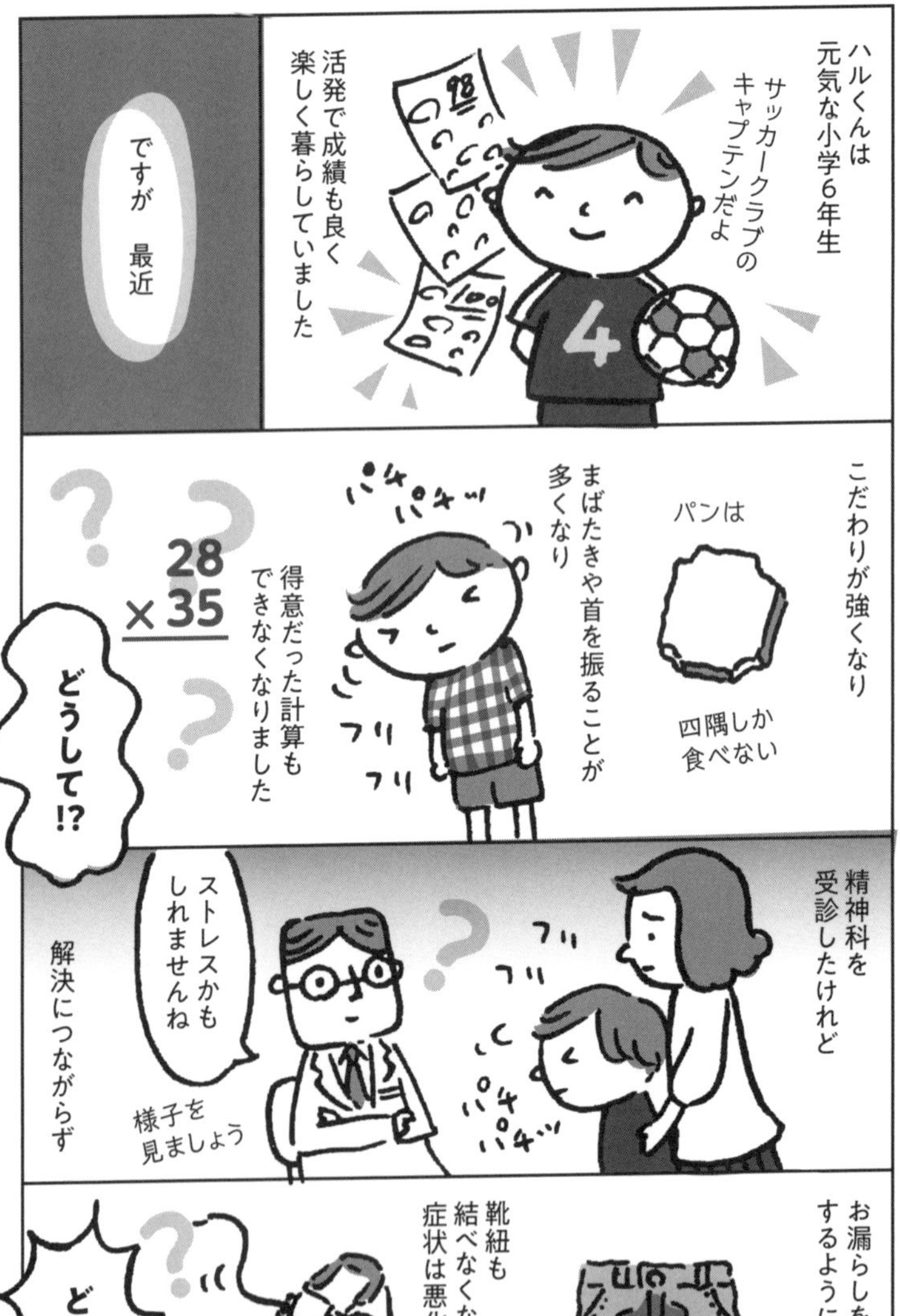
ハルくんは
元気な小学6年生
サッカークラブの
キャプテンだよ
活発で成績も良く
楽しく暮らしていました
ですが　最近
こだわりが強くなり
パンは
四隅しか
食べない
まばたきや首を振ることが
多くなり
パチパチ
フリフリ
得意だった計算も
できなくなりました
28
×35
どうして!?
精神科を
受診したけれど
フリフリ
パチパチ
ストレスかも
しれませんね
様子を
見ましょう
解決につながらず
お漏らしを
するようになり
靴紐も
結べなくなり
症状は悪化するばかり
どうして!?

※PANS（パンス）の場合、溶連菌だけでなく、
あらゆる感染症が引き金になります。

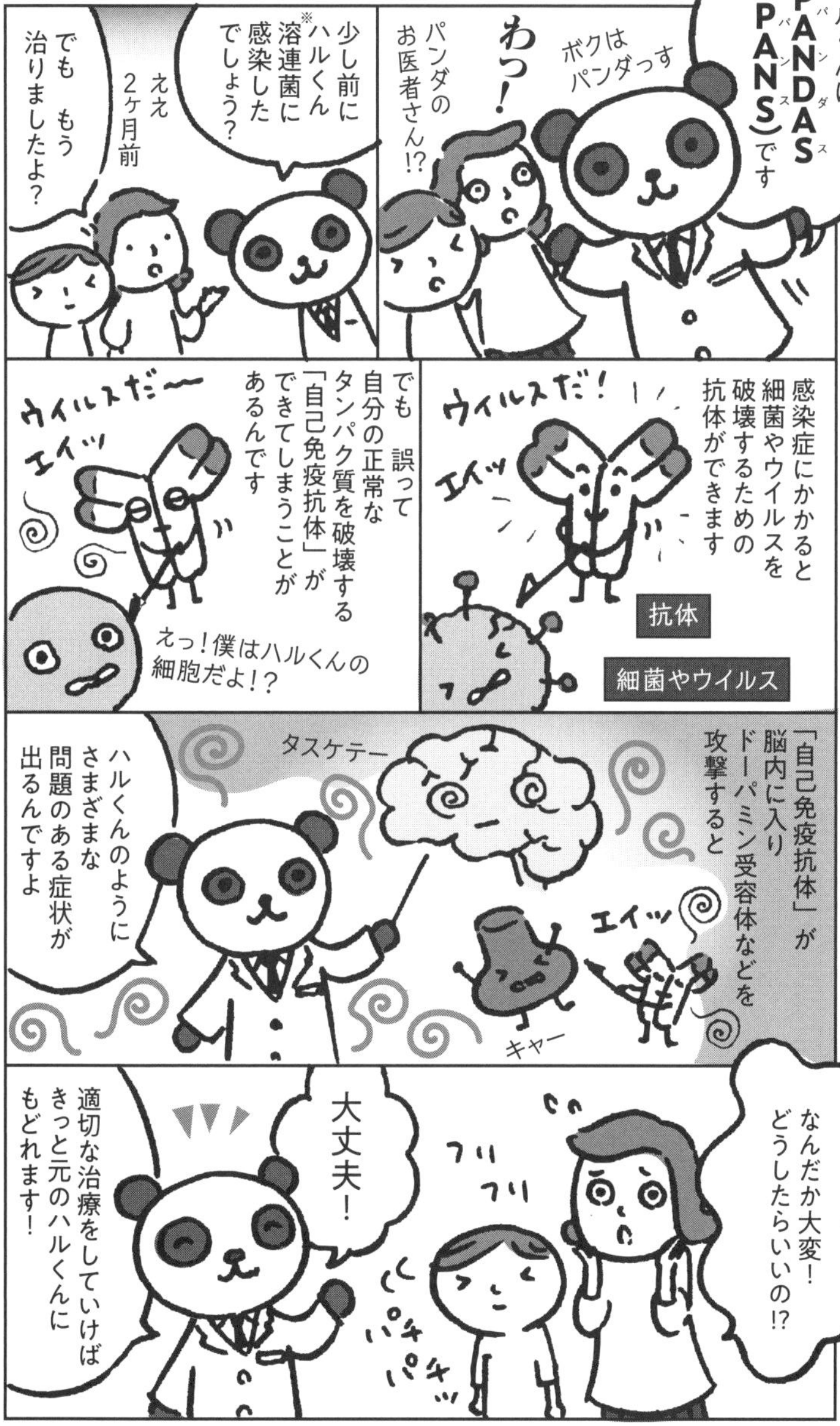

プロローグ

こだわりが強いのはその子のせいじゃない

――原因がわかれば希望が持てる！　今、苦しんでいる親子へ

●感染症がきっかけで、こだわり行動が起こった子どもたち

２０２３年５月、新型コロナウイルスが感染症法の５類に移行してから、子どもの感染症がかつてないほど増加しています。

国立感染症研究所によると、過去10年の平均比（２０２４年４月22日～28日の定点あたりの感染者数）で、

●溶連菌《ようれんきん》咽頭炎《いんとうえん》２・４倍

●咽頭結膜熱《いんとうけつまくねつ》（夏風邪の代表であるアデノウイルスによる感染症。いわゆるプール熱など）１・９倍

●ＲＳウイルス ３・１倍（ＲＳウイルスのみ過去６年平均比）

と、おおむね２～３倍に増えています（朝日新聞・２０２４年５月８日付）。

感染症が増えた原因は、コロナ禍の感染対策の変化などによって免疫が得られなかったことが影響しているのではないかと指摘されています。

実際、私たちのクリニックでも、これらの感染症のほか、コクサッキーウイルス（夏風邪に多く見られるウイルス。ヘルパンギーナや手足口病の原因となる）、胃腸炎の原因となるノロウイルスやロタウイルスのお子さんも多く、インフルエンザは今や季節を問わず、ずっと流行しています。

これらの感染症を予防することは、とても大切です。けれども、私たちが危惧《きぐ》しているのは、それだけではありません。

子どもの感染症が増加している中、気になる症状を訴えてくるご家族、それに苦しむ子どもが相次いでいるのです。

たとえば、

●恐怖で、家の中のある一部の廊下だけ歩けなくなった子。
●「部屋の壁が動いてきて、自分が押しつぶされる」という不安で、自分の部屋に入れなくなった子。

●食パンの端っこなど、食べ物の角《かど》しか食べられない子。
●学校からの帰り道、いつもの順路通りに歩かないとパニックになる子。
●汚染、窒息、嘔吐《おうと》を極度に恐れて食べられなくなる子。
●今までできていた計算ができなくなったり、字が書けなくなる子。

ここに挙げたのは本当にごくごく一部ですが、私たちが診察現場で気づいたこれらの症状。それはまさに、「今、世界中の子どもたちに急増している症状」です。本書では、もっとたくさんの症状を紹介します。その症状は千差万別ですが、大きな共通点があります。

それは、なんらかの感染症にかかったことをきっかけに、その症状が出てくるということです。

日本では知られていない「原因不明の強迫神経症状」の正体

前項で紹介した症状を一言でいえば、「原因不明の強迫神経症状」です。

子どもたちに表れるその症状の正体。それが**PANS（パンス）／PANDAS（パ**

ンダス）です。

ほとんどの人にとって、耳慣れない言葉だと思います。日本では、医師でもほとんど知らないでしょう。

簡単にいえば、**感染症が引き金になって発症する脳の炎症によって起きる症状**のことをいいます。脳に炎症が起きたことで、いろいろな「強迫神経症状」が起き、それが何度も繰り返し起きている状態です。

強迫神経症状というと、汚れなどの恐怖から手を過剰なほどに洗う、何度も戸締まりやガス栓を閉めたかを確認するなどの行為をイメージすることが多いかもしれません。けれども、子どもの場合は、強迫神経症状を言い換えると、大きくは「こだわりが強い」ということになります。

その中でも特徴的な症状が**「偏食」**です。

偏食といっても、子どもによくある食べ物の好き嫌いというよりは、「○○しか食べない」、または「○○を食べるのを嫌がる」というような、極端なものが多く見られます。

「PANS（パンス）／PANDAS（パンダス）」で検索すると、「突然、急性、劇的に発症する強迫性障害」などというワードが出てきます。

世界的に「突然」「急性」「劇的」ということがよく知られており、私たちのクリニックにも、発症したきっかけをはっきり覚えているケースもあります。「○月○日に、この子は急に算数の計算ができなくなりました」とか、「○月○日に、いつもの交差点を渡っていたときに、急に調子がおかしくなりました」などと言って、お母さん、お父さんが血眼《ちまなこ》になって診《み》てくれるクリニックを探して、受診される場合もあります。

ただ、こうしたケースは、ごくまれです。とくに子どもの場合、私たちが診察の現場で見る限り、この〝突然感〟はよくわからない、というのが正直なところです。

というのも、とくに小学校入学前のお子さんの場合、いつ発症したのかが現実的にわかりにくいのです。

もう少しお子さんが成長した小学生以降になって、今まで何も問題がなかったのに、急にこだわりが強くなった、突然偏食になったというのなら、何か原因を疑うこともあるかもしれません。

でも、保育園や幼稚園に通うくらいのお子さんの場合、たとえば、親御さんは、

「うちの子はこだわりが強くて、食べ物の好き嫌いもひどくて、育てにくい」

などと感じられることが多く、それが感染症をきっかけとした「PANS／PANDAS」であるかどうかはもちろん、病気が発症したという意識を持てないのは当然のことでしょう。

「世界で年間9万人の子どもが罹患」と全米ナンバーワン・クリニックが警鐘！

アメリカでは「PANS／PANDAS」に悩む子どもが急増したことを受けて、2018年、全米病院ランキング第1位の世界的に有名なクリニックであるメイヨークリニックが、「世界中で年間9万人の子どもが罹患《りかん》しているのではないか」と警鐘を鳴らしました。

要は、PANS／PANDASと診断されることがないまま、苦しんでいる子どもがいるのだという報告をしたのです。

この報告をもとにアメリカではいろいろな団体が出来上がり、多くの情報発信がされています。その中の一つ、医師や患者さんの親御さんも参考にしている米国の「PANDASネットワーク」では、200人に1人の子どもがPANS／PANDASを発症すると推定しています。

そんな米国でさえ、まだPANS／PANDASへの認識と理解が不足しています。そのため、「親は平均8人の医者にかかり、正しい診断を求めて3年かかる」とまでいわれています。それでも正しい診断にたどり着けばいいのですが、診断されないまま成人してしまうことも多々あります。

先のネットワークのサイトには、以下のようなことが書かれています。

成人になってもPANS／PANDASの症状は残る。
PANS／PANDASの診断に年齢制限はない。
正しく診断されず、治療もされず、症状が止まらなかった患者さんへの副次的なダメージは、患者さん本人やその家族にとって、ひどい心の傷となる。

そうです。気づかずに「育てにくい子」と思われたり、「何か別の障害があるのでは」と間違った診断をされ続けて大人になってしまったら、その先には本人の自己肯定感の低さや、自信のなさ、良好な親子関係の崩壊など、さまざまな〝病気と無関係の〟状態が待っているのです。

ところが、日本ではまったくこの病気について取り上げられず、医師さえもこの事実を知りません。

もう一度いいます。PANS／PANDASは、今現在も、世界で年間9万人もの子どもが罹患し続けているといわれているのです。もはやこのまま気づかずに、ほうっておいていい問題ではないのです。

「発達障害」と捉えると対応を間違えてしまう！

ここまで読まれて、子どもの症状や、とくに「こだわりの強さ」といった特徴から、「それって、発達障害ではないの？」と思われた方もかなりいらっしゃるのではないでしょうか。

PANS／PANDASのお話をすると、必ずといっていいほど、この質問をされます。PANS／PANDASのお子さんの中には、たしかに発達障害という診断を下されている子はいます。

たとえば、PANS／PANDASになる前は絵が上手に描けていた子が、PANS／PANDASを発症するとグチャグチャの絵を描いてしまうことがあります。逆に、PANS／PANDASを発症してめちゃくちゃな字を書いていた子が治療をして回復すると、整ったきれいな字が書けるようになります。

私たちのクリニックでも、字を書くと必ずはみ出して書いてしまっていたようなお子さんが、マスの中にきちんと書けるようになった例がよく見られます。

このようなお子さんたちは、症状だけ見ると学習障害と変わりはありません。実際、「お子さんは発達障害（もしくはグレーゾーン）かもしれません」と言われた、という相談はとても多いものです。

発達障害の治療をしていて投薬をしているけれど、改善しないお子さんたちです。**「PANS／PANDASかもしれない」**という目で見なければ、当然、その可能性を疑うことはないでしょう。

PANS／PANDASも発達障害も、原因が違うだけであって症状は重複しています。ですから、投薬をすれば症状は一時的に治まります。でも、それは症状にフタをしているに過ぎません。

発症前　　　　発症後

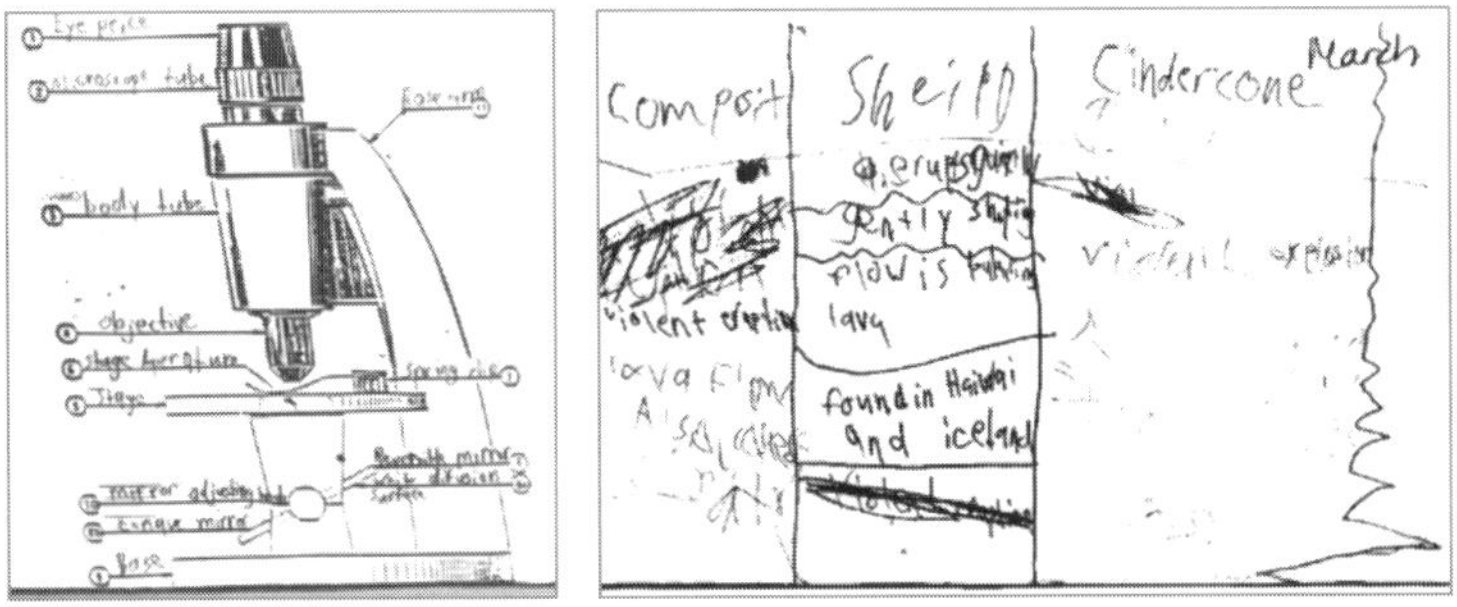

Swedo, S. E., Leckman, J. F., & Rose, N. R. (2012). From research subgroup to clinical syndrome: Modifying the PANDAS criteria to describe PANS (Pediatric Acute-onset Neuropsychiatric Syndrome). Pediatrics & Therapeutics, 2:2

というより、本来は原因を明確に分ける必要もないのです。薬を処方して症状を抑えたところで、何も解決にはならないからです。

知らずに子どもを苦しめるPANS/PANDASの症状

発達障害のお子さんが感染症にかかると、PANS/PANDASを発症しやすい、あるいは悪化しやすいともいえますし、PANS/PANDASを発症することによって、発達障害と同じような症状が出るともいえます。

発達障害との違いについては第2章でも詳しく説明しますが、私たちがなぜ、今、この本を出版しなければならないと思ったのかといえば、今現在、苦しんでいる子どもたちがいるということを、身近な大人たちに知っていただきたいからです。

幼稚園や保育園ではなんとかなった子たちが困るのが、小学校に入って学校生活が始まってからです。

PANS/PANDASには、**計算ができない、記憶力に問題がある、集中力がない、不安が強い**といった、たくさんの症状があります。これらはすべて、学校生活の中でとても重要なものばかり。

大人であれば居場所はほかにもありますし、働き方の選択肢も広がり、在宅勤務を選ぶこともできます。でも、子どもの世界は、学校がすべてといっても過言ではありません。

学校にいる間、PANS/PANDASの症状が出てきてしまうと、子どもは学校に行けなくなってしまいます。しかも、その理由が「自分はPANS/PANDASだから」などとわかる子は、当然のことながら一人もいません。

自分の症状をうまく言葉にできず、その理由もわからず、気づけば不登校になっている子がたくさんいます。大人ももちろん、その理由がわかりません。

小学生だけではありません。

中学受験で無事合格を勝ち取って入学できたにもかかわらず、成績が低迷して学校の勉強についていけない子は「深海魚」といわれるそうです。実はそうした子どもたちの中にもPANS／PANDASであるケースが隠れています。

せっかく合格した中学で、今までできていたことができなくなった、急に成績が下がった、というお子さんがいます。そのきっかけが感染症だった、ということがあるのです。

受験が終わって疲れがたまり、免疫力が落ちているときに感染症にかかったお子さんが、それをきっかけに、それまでできていたものができなくなる――でも親にしてみれば、まさか感染症が関わっているとは、夢にも思いません。

そのため、「うちの子、受験が終わって燃え尽きてしまったみたい」「合格した途端、やる気がなくなったのかも」などと勝手に判断し、そのままにしてしまうことがほとんどです。

「うちの子、学校についていけないんです」

「コミュニケーションがうまくとれなくて……」
「不器用で何をやってもできない」
「小さいときから育てにくい子で……」

こうした言葉を、親御さんからどれだけ聞いてきたでしょう。

もちろん、感染症なので、感染症の治癒とともに症状が消えてしまう子もいます。一方で、感染症としては軽い症状で治まっても、そこにほかの脳の炎症を起こす要素が加わって、本格的にＰＡＮＳ／ＰＡＮＤＡＳの症状が出てしまう子もいます。

このように、ＰＡＮＳ／ＰＡＮＤＡＳの発症と、その症状はわかりにくいため、苦しんでいる子どもたちがたくさんいるのです。

●「個性だから」と放置しないで、あきらめないでください

さらに問題をわかりにくく、苦しみを見つけにくくしているのが、「個性」という言葉。近年、「発達障害」が広く知られるようになってからとくに、この「個性」という言葉がすばらしいこととして独り歩きするようになりました。

私たちのクリニックでは発達障害のお子さんも含め、たくさんの〝困っている〟お子さんを診ています。そこにはＰＡＮＳ／ＰＡＮＤＡＳのお子さんももちろんいます。

ところが、「個性」という一見ポジティブな言葉が、より問題をわかりにくくしていると感じています。誤解を恐れずにいえば、「個性」はありのままでいいものではありません。そもそも、ありのままでいいはずがないのです。だって、子どもたちは苦しいのですから。本当に苦しんでいるお子さんを目の前にして、とてもではありませんが、私たちは「そのままでいいよ」とは言えません。

これまでのように「発達障害だから」「個性だから」と捉えて対応するだけでは、問題は解決しません。

この本を手に取ってくださった親御さんの多くは、今、お子さんのことで悩んでいらっしゃる方たちだと思います。

でも、子どもだって苦しんでいるのです。子どもはその理由もわからず、苦しんでいます。

本当は大人が、親が、見つけてあげなければならないものなのに、子どもの目線に立って見ることは、とても難しいものです。近くにいる親だからこそ、子どもが見えなくなってしまうことがあります。

親だからこそ、子どもを愛しているからこそ、子どもが見えず、ピント外れの行動をとってしまうこともあります。子どもに期待をかけて「できないのは努力不足だ」と責めたり、あるいは「大丈夫、あなたならできるから頑張れ！」と叱咤激励《しったげきれい》したり。

自分の子育てがうまくいっていない、それを人に見せたくないという思いから、周りの人に頼ることもできず、家庭内で収めてしまうこともあります。でも、それでいちばん困るのは子ども自身です。

なかには、同じようなお子さんを持つ親同士が励まし合うこともあります。家庭で悶々《もんもん》と悩むより、そうした仲間やコミュニティがあることはすばらしいと思います。

でも、あえて言わせてください。

「うちの子って○○なんです」「うちもそうなんです」と共感し合っているだけでは、問題は解決しません。もしかしたら、あなたのお子さんの症状の原因に、PANS／PANDASが隠れているかもしれないのに。

早くそのことに気づいてほしいのです。敵がわかったら、「一緒にやっつけましょう！」。そのほうが未来があると思いませんか。

すべての子どもは、自分の能力を発揮できるポテンシャルを持って生まれてきます。それなのに、そのポテンシャルに気づいてあげられない。その結果、本当の意味での「個性」は消えてしまっているのではないでしょうか。

その**子どもの苦しみを理解し、解決の糸口をぜひ見つけてほしい。そして、子どものポテンシャルに気づいてあげてほしい……**。これは、急務です。

もう一度、お伝えします。コロナ後、世界中の子どもたちの間で急増しているＰＡＮＳ／ＰＡＮＤＡＳ。今現在苦しんでいる子どもたち、そしてこの先も苦しみ続ける子どもたちを一人でもなくし、子どもたちの本来の能力が発揮できますように！「もしかしたら、うちの子の症状はＰＡＮＳ／ＰＡＮＤＡＳかもしれない」と気づいてくださる親御さんにこの本が届きますように！　そう願ってやみません。

本間良子
本間龍介

目次

第1章

うちの子って、どうしてこうなの？
そのこだわりにはワケがある

第2章

PANS／PANDASとは何か
脳の炎症が原因で情緒不安・学力低下に

第3章

親子でPANS／PANDASをやっつける方法

症状改善への6つのステップ

第4章

こうして子どもは変わりだす
PANS／PANDASを克服した子どもたち

本文マンガ……………たまむらさちこ
本文デザイン・図版制作……岡崎理恵
編集協力……………樋口由夏

第1章

うちの子って、どうしてこうなの？

そのこだわりにはワケがある

こんな症状に悩んでいませんか

この章では、ＰＡＮＳ／ＰＡＮＤＡＳの代表的な症状を挙げながら、症状が出る理由についてご紹介します。

プロローグでも触れたように、ＰＡＮＳ／ＰＡＮＤＡＳには「強迫神経症状」や「偏食」などの特徴が見られます（定義について詳しくは第2章55ページ参照）。

たとえばどんなものがあるのか、ほんの一部ですが例を挙げましょう。

●延々といつまでも手を洗い続ける。
●食べ物に対して強迫的になり、同じ色のものしか食べない。
●汚染や窒息、嘔吐などを極度に恐れて、食べられない。
●決まった場所だけ嫌がる、怖がる。
●家に帰ってくるときに、いつもの順路通りでないとパニックになる。

●消しゴムの角がなくなるとパニックになる。
●食パンの端っこなど、食べ物の角しか食べない。

ごく一部の例ですが、子どもの場合、その背景にあるのは**「常に安心感を求めている」**ということです。

「お母さん、これ大丈夫？」「ねえ、本当に大丈夫？」と何度も何度も聞いて、安心できるかどうかを確認しているようなこともよくあります。気づくと、お母さんの胸元に何度も手を突っ込んで安心感を求めているお子さんもいます。

共通しているのは「こだわりの強さ」です。

なぜ強迫神経症状が起こるのか。その理由はまだ明らかになっていない部分が多いのですが、ＯＣＤ（強迫性障害）患者の一部には、特定の細菌、ウイルス、寄生虫によって自己免疫反応が引き起こされる可能性が高いといわれています。自己免疫反応とは、自分の組織細胞自身を、外から侵入してきた異物と同じように捉え、それに対する抗体を産生してしまうことをいいます。

自己免疫反応は、大脳基底核《だいのうきていかく》をターゲットにしており、脳の炎症反応を引き起こします。これが強迫性障害のような行動を含む精神神経症状を発症させるのです。

ここからは、PANS／PANDASの特徴の中でも代表的なものを3つに分けて、より具体的に説明していきましょう。

ご紹介するのは実際に私たちのクリニックで出会ったPANS／PANDASのお子さんたちばかりです。

※個人が特定できないように配慮してご紹介しています。

特徴1 こだわりが強い

線はすべて定規で書く、消しゴムの角がなくなるとパニックになる理由

ひと口に「こだわりが強い」といっても、表れてくる特徴は千差万別です。

たとえば、線が曲がるのが大嫌いな子がいます。だから線はすべて定規を使って書きます。

算数の足し算で「1＋2＝3」などと書くとき、通常はフリーハンドで書きますよね。でも、このお子さんは、「＋」も「＝」もすべて定規を使って、まっすぐの線を

書かなければ気が済みません。ちょっとした三角形や四角形を描くときでさえ、定規をきっちり使います。

つい最近来たのは、三角形に強いこだわりがあり、「三角形は二等辺三角形じゃないと許せない」というお子さんです。授業で直角三角形を習っているときでも、「二等辺三角形じゃないと嫌だ」と訴えて、お父さんが困り果てていました。その子の中では、好きな二等辺三角形があるようで、どうにもならない。これがこだわりです。

消しゴムの角がなくなるのが怖くて仕方がないお子さんもいました。どうなるかというと、消しゴムを使うことができなくなります。字を間違えたり書き直したくなっても、消しゴムを使いません。角がなくなってしまうからです。「消しゴムは、字を消すためにあるんだよ」と説明しても、嫌なのですから仕方ありません。

また、「この長さが好き」「この並び方が好き」「あいうえお順が好き」などのこだわりがあるお子さんもいます。たとえば、靴の並べ方も、決まった並べ方でないとパニックになってしまいます。

子どもに見られるこだわりは、大人のようなわかりやすいものではなく、そのお子さん独自のルールのようなものを持っているケースが多いようです。

特徴2

変わった偏食

なぜ給食を残すの？　食べられないの？

偏食といっても、ただの好き嫌いとは違う特徴があります。

たとえば、ただ「キャベツが嫌い」ということではなく、キャベツの千切りなど生で食べることはできるけれど、炒めて少しやわらかくなったキャベツは食べられないお子さんがいました。

また、前項の消しゴムの角が怖いお子さんとは逆のパターンですが、食べ物の「角」に執着があるお子さんもいました。

食パンの角しか食べられないお子さんの場合、角の部分を食べてしまうと、当然、角がなくなってしまいますよね。だから、お母さんがパンを切って角をつくって、またお子さんが一口食べると切って角をつくって……そうしないと食べられないのです。

小児科では「発達障害だから仕方がない」と言われたそうです。それでも、まだ家庭ならお母さんやお父さんが角をつくってあげることができますが、幼稚園や保育園ではそういきません。角だけ先に食べてしまうと、もうそれ以上食べられなくなって、お腹をすかせて大泣きしてしまいます。「今のままでは幼稚園（保育園）に来てもらっても困る」とやんわりと先生に言われ、親は頭を抱え込んでしまうのです。

また、おせんべいなどの丸いものを食べるときに、歯形《はがた》がついてしまったところは食べられないお子さんも。丸いおせんべいのまわりだけ、きれいに食べるのですが、自分の歯形がついてしまうため、それ以上は絶対食べられない。お母さんが「もったいないから食べなさい」と言って食べさせようとするとパニックになり、絶対に食べないのです。そもそも、おせんべいを食べなければいいのにと思いそうですが、おせんべいが大好きで、すごく食べたがるのだそうです。

子どもに食べ物の好き嫌いがある場合、食事をつくる親は、わからないように、食べやすいようにこっそり入れたりしますよね。でもそれが通用しないのが、こだわりの強いお子さんたちです。

ネギが嫌いなお子さんは、見つからないように小さく薄く薬味として入れたネギや、スープにほんの少し入れたネギも、すぐ見つけてしまいます。

外食したときにネギが入っていると知らずに注文してしまったメニューでも、口に入れた瞬間に気づいてしまい、べーッと出してしまうそうです。その発見力は大人でもびっくりです。

食べ物の形状が苦手、怖いというお子さんが多いのも特徴かもしれません。

シイタケが嫌いなお子さんは多いと思います。あるお子さんはシイタケの傘が見えていれば食べられるのですが、裏側のひだの部分が見えるとパニックになってしまいます。

給食でカットされたシイタケが出ると、どうしてもひだの部分が見えてしまうので、学校でパニックを起こしてしまいます。なんとかシイタケの傘を上にし、ひだを隠して、食べることができたそうです。

焦《こ》げたものが食べられないお子さんのきっかけは、テレビからの情報でした。「焦げたものを食べると、がんになる」という話を聞いたのです。たしかに真っ黒に焦げたものは食べる気がしませんが、少し焦げた程度なら、むしろ香ばしくておいしいですよね。でもそのお子さんは、ほんの少しの焦げもダメ。それも、自分だけではなく家族が食べるのもダメなのです。家族が焦げたものを食べてがんになると思うと、パニックになってしまうのです。お父さんが「（食べても）大丈夫だから」と言っても無理。

そのご家庭では、少しの焦げも許されず、微妙に生焼けに近いような食事をしなければならなくなってしまいました。

もちろん、「にんじんが食べられない」といったような、お子さんによく見られる偏食もありますが、このように、独特の偏食のパターンがあるのが特徴ですから、とても理解されにくいのです。

食物アレルギーと違うため、学校にも申告できません。食物アレルギーなら学校に届けを提出して対応してもらえますが、「偏食届」はありません。

学校に相談すれば対応してもらえるかもしれませんが、親御さんからすれば、「うちの子、シイタケのひだを見るとパニックになるので対応お願いします」とはなかなか言いづらく、どうすればいいのかと悩むご家庭も多いのです。

特徴3

ビクビク・オドオド・パニックに

「気合が足りない」「ビクビクするな」の間違い

これも「こだわり」の一つですが、汚染、窒息、嘔吐などを強度に怖がったり、ニュースを見るなどして地震が怖くて仕方ない、火山が怖くて山に登れない子がいます。フォビア（恐怖症）といいます。

実際にクリニックに来られたお子さんの例では、学校から帰宅するときに通らなければならない、角のある道だけ怖くて通れない子、学校から家には一人で帰って来れるのに、自分の家の廊下だけは一人で歩けないケースなどがあります。

非常に多いのは、トイレに一人で行けないお子さんです。お子さんがトイレに一人で入れず、お母さんが一緒に入るというのは、まさにPANS／PANDASあるあるです。

学校のトイレは一人で入れるのに、家だと入れないお子さんもいますが、困るのは学校のトイレも入れないお子さんです。学校でトイレを我慢して膀胱炎《ぼうこうえん》になってしまったり、お腹が痛くなってトイレに行けずに早退してしまったお子さんもいました。トイレの怖さに通じますが、暗闇が怖いお子さんもよくいらっしゃいます。

それから、鳩《はと》が嫌いなお子さんもいました。鳩の独特の動きが、首がもげそうに見えて怖いとか、鳩そのものが怖いとか、理由はいろいろあるようです。

そのお子さんは、なぜか独特の〝鳩センサー（?）〟があるのか、遠くに鳩がいても見つけてしまい、「怖い」と訴えます。公園で遊びたいと思っても、鳩がいると遊べませんから、お母さんは、公園に鳩がいると、走っていって鳩を追っ払わないといけないのです。

「なんでこんなことまでして、子どもを公園に連れて行かなくちゃいけないんだろうって思うんです……」。お母さんはそんな自分が嫌になることがあるとおっしゃっていました。平和の象徴なのに、鳩がいると嫌な気分になってしまう、親御さん自身も自分を責めたくなってしまうのです。

そのほか、生き物つながりでは、トンボ嫌いなお子さんも多く見られます。トンボの目が落ちそうで怖い。「トンボの目を見たら、僕は死んじゃう」と訴えるお子さんや、蝶《ちょう》が怖いお子さんもいます。蝶に触ると粉が付くという話を聞き、「蝶のそばにいると粉が付いて病気になる」と不安になり、ビクビク・オドオドしてしまうのです。

かなりの頻度で見られるのが、手の甲などに浮き出た「血管が怖い」お子さんです。自分の血管は大丈夫なのですが、お母さんの血管はダメ。年齢を重ねると、手の甲の血管がどうしても浮き出てしまいますよね。お母さんの手の甲に血管が浮き出ているのを見つけると、「お母さん、死なないで」と言って泣きます。子どもの中では、「血管＝死」という図式ができてしまっているのでしょう。

お母さんは、「血管が浮き出ていても、死なないから大丈夫よ」と言うのですが、お子さんのほうが「転んで、そこから血が出て止まらなくなったらどうするの！」と涙が止まらなくなってしまうと言います。

つい最近いらっしゃったのは、親が死んでしまうと思うとパニックになるお子さんです。誰しも小さいころ、もしお父さん、お母さんが死んでしまったらどうしよう、と思うことはありますよね。でも、ＰＡＮＳ／ＰＡＮＤＡＳのお子さんの不安は、この比ではありません。

「お父さん、お母さんは死なないよ」と言っても不安が消えず、一日に10回以上も「お父さん、死んじゃうの？」と聞かれたそうです。

不登校や行きしぶりも、PANS／PANDASによく見られます。そもそも不安で仕方がないため、安心安全な家にいたいという気持ちが強くなるのです。PANS／PANDASのお子さんの場合、このようなことがある日、突然起こったり、気づけばこういう状態になっていたりするのです。

そのほかのPANS／PANDASの症状

そのほかにも、さまざまな症状があります。いくつか紹介していきましょう。

手先が不器用

いわゆる「不器用な子」と言われてしまうお子さんの中に、PANS／PANDASが隠れている場合もあります。

ボタンがうまく留められなくてパニックになる子もいます。それは、手の巧緻性《こうちせい》といって、手先や指先を器用に使う能力が弱いのです。同様の理由で、字がうまく書けない、ファスナーやベルトがうまく締められないという子も多いです。

筆圧の調整がうまくいかないと、強い筆圧で書いてみたり、ものすごく薄い字を書いたりします。それから箸を上手に持てなくなって、急にグー（にぎりこぶし）で持ったりする子もいます。

以前、クリニックに来ていた幼稚園のお子さんで、「うちの子は風邪を引く2日前に必ず箸が持てなくなります」とおっしゃっていたお母さんがいました。箸が持てなくなると、「ああ、もうすぐ熱が出るのかな、と思うと本当に熱が出るんです。先生、何か意味ありますか」と聞かれました。

実は、箸が持てない、鉛筆がうまく持てない、正しい姿勢を保てない……これらも、お子さんの体がＰＡＮＳ／ＰＡＮＤＡＳの反応をしている場合があります。このお子さんの場合は、箸が持てなくなった時点でもう潜伏感染していたのです。潜伏感染している時点で、ＰＡＮＳ／ＰＡＮＤＡＳの症状が出る子もいます。

この子の場合、感染症が治ると、不思議と箸やスプーンが持てて、鉛筆も上手に持てるようになります。

また先日は、お子さんがリュックサックなどによくついている、カチャッとはめるチェストベルトをはめることができないと、お母さんに相談されました。斜めにはめてしまったり、力がうまく入れられなかったりして、1時間近くも格闘していたといいます。「挙げ句の果てに、うちの子、また壊したんです」と、お母さんはイライラ。「うちの子、不器用なんです」と悲しそうに、困った顔でおっしゃる親御さんはよくいらっしゃいます。どなたも最初はとても困った様子で相談されるのですが、それがずっと続くと、どうしてもイライラだってしまい、怒ったりあきれたり、しまいにはあきらめてしまい、「うちの子、どうしようもないんです」と自虐《じぎゃく》気味におっしゃる親御さんのなんと多いことか。

でも、不器用には理由があることさえわかれば、イライラしないで済むのです。

運動・感覚に問題がある

運動・感覚の異常もあります。

跳び箱が飛べない、逆上がりができないなど、今までできていた運動ができなくなることがあります。PANS/PANDASのお子さんは不安症状が強いため、跳び箱のように何かに当たっていくのが怖かったり、平均台に上るのが怖かったり、鉄棒で回るのが怖かったりします。

ただ、「運動」といっても、必ずしも運動能力だけのことを指すのではありません。これも手の巧緻性が関わっていて、手先や指先を使う能力が関係していることがよくあります。

なお、運動の場合は、PANS/PANDASが原因とは限らず、原始反射《げんしはんしゃ》(モロー反射など、赤ちゃんの反射的な動きのこと)が残っているケースなども考えられます。原始反射について詳しくは、拙著『1日2分! 脳幹を鍛えれば子どもの才能はどんどん伸びる』も参考にしてみてください。

感覚の異常というのは、いわゆる敏感になってしまうことをいいます。音に敏感になる、光に敏感になって今まで読めていた本が読めなくなるといったことがあります。

学習面に問題がある

先にも少し触れたように、学習面に影響が出ることも珍しくありません。時計が読めなくなる子の場合、そのまま学習障害と診断されてしまうこともあります。ところがPANS／PANDASの治療をすると、実は読めたことがわかったりします。

小学校5年生のお子さんで中学1年生レベルの数学検定・算数検定に合格していたお子さんが、感染症にかかったことがきっかけで突然計算ができなくなりました。たとえば、２０００＋４２３という足し算を、そのまま２０００の後に４２３と並べて書いてしまい、「２０００４２３」と解答してしまったり。掛け算で、２００×43を筆算でする場合、先に２×43を計算してから「００（ゼロを２つ）」つけますよね。それができず、桁をどこに合わせればいいのかわからなくなってしまったり。

本人も何が間違っているのかわからず困っているのですが、親からすれば、今までできていた当たり前のことができないので、ふざけているように見えたり、勉強をさぼっているように見えたりして、むやみに子どもを責め、問い詰めてしまいます。

同様に読解力も低下します。今まで理解していたことが理解できない、言っている意味がわからない、記憶することができない。そして学校では、授業中に集中して話が聞けず、座っていることができなくなった子もいます。小学生で今まで45分間、座って授業を聞けていた子が、15分で気持ち悪くなり、保健室に行ってしまうケースもありました。

PANS／PANDASは脳が炎症を起こしている状態なので、脳は忙しいわけです。だから炎症の対応に大忙しで、ほかのことを処理する余裕がありません。

「問いかけても、返事をするのが極度に遅い」とおっしゃっているお母さんがいました。「沈黙が長くて、本当に嫌になっちゃうんです」と。

先日もクリニックを受診したお子さんで、「うんち出ている？」と聞いても返事がありません。20秒くらい待ってやっと「……出た」と言いました。おそらく私の声が遠くに聞こえる、まるでテレビのニュースなどで、海外からの中継をしているように(笑)、時差があるように聞こえる。それくらい脳が忙しいのです。親御さんには、「本人も一生懸命に答えを探しているので、待ってあげてくださいね」とお話をしました。

これも反応が鈍いというよりは、記憶力に関わっています。高校生のお子さんで、いつも乗る電車がわからなくなってしまったケースもあれば、小学生のお子さんで、外食をしてメニューを選んでいると、選んだそばからメニューの意味がわからなくなってしまったケースもありました。

もちろん、多動（じっとしていられない）もあります。これは感染症がきっかけなのか、わかりづらいところもありますが、気づいたときには多動になっていた、ということがあります。

また、寝つきが悪くなった、朝起きられなくなった、寝すぎてしまう、あるいは夜中に目が覚めるなど、眠りにも変化が見られることがあります。

いずれにしても、きっかけがわかりにくいのです。とくに感染症の後にこのような症状が出てきた場合、親は「病み上がりで疲れているのかな」「しばらく寝ていたせいかな」「（感染症で）しばらく食欲が落ちていたから、食事の好き嫌いが出てきたのかな」などと考えてしまいます。

ところが、そんな状態が病み上がりの時期をとうに過ぎて、2週間、3週間と続くと、「この子は、すっかりダメな子になった」などと、子どもを否定する方向にいってしまいます。これが問題なのです。

わが子の症状の「苦しみ」や「理由」をわかってあげる大切さ

やっかいなのは、さまざまな症状があっても、3カ月くらいすると自然になくなってしまうケースも少なくないところです。それがPANS／PANDASをよけいに気づきにくくさせています。

先ほど風邪を引く前に箸が持てなくなり、治ると持てるようになったお子さんの話をしましたが、同様に、感染症が治ってしばらくすると学校への行きしぶりがなくなったり、学校の勉強がわかるようになったりすることもあります。感染症にかかるたびに、学校に行ったり行かなかったりを繰り返す子もいます。

そうすると、親は「うちの子、一回病気で学校を休むと、いつも行きたがらなくなるのよね」と思ってしまうのです。

風邪っぽい症状が出始めたPANS／PANDASのときに学校のテストをする

とできないのに、治ると理解力がアップするので、何も知らない親からすると、「成績が安定しないし、気分にもムラがある扱いにくい子」と思ってしまうこともあります。子ども自身も、なぜそうなるのかわかりません。

子どもは心の中で、「（学校の学習内容が）わかるときはわかるけど、わかんなくなっちゃうんだよ、どうしようもないんだよ！」と叫んでいるかもしれません。

それなのに「なんで、この間はできていたのに、急にわからなくなっちゃうのよ！」と親に責められ、追い詰められてしまう子もいます。

PANS／PANDASの子は、感情も学力も、残念ながら安定感がなく、突然、症状が変わってしまうことがあります。このこともよく理解し、サポートしてあげる必要があります。

もちろん、自然治癒してしまうのなら、その原因がPANS／PANDASであったことなど気づきようもないですし、認識する必要もありません。問題なのは、なかなかよくならない子どもたちのほうです。

たとえば、ママ友同士で子どもの同じような症状で悩んでいたとします。ところが、一方のお子さんは、自然治癒しました。自然治癒したお子さんのお母さんに不安な気持ちを相談すると、「気のせいよ」「そんなものだよ」「うちもしばらくしたら治ったから大丈夫よ」「一時的なものだから、様子を見てみたら？」などという言葉が返ってきます。自然治癒したほうのお母さんも、よかれと思って励ましてくれている。でもわが子は一向によくならない……こうしてよけいに悩んでしまうのです。

いくら待っていてもよくならないと、今度は「うちの子の性格に問題があるのか」「私の育て方に問題があるのか」と、混迷してしまいます。

「いつか治るかも」と自然治癒を期待して待っている時間があまりに長くなると、その間にどうしてもお子さんを叱ったり、否定したりしてしまいがちです。これがお子さんの心の傷をどんどん深くしてしまい、自信を失わせ、自己肯定感を下げてしまうのです。わが子を否定する時間は、短いに越したことはありません。

どうにもこうにも止まらないのが強迫神経症状です。でも、それを親が知識として知っているかどうかは、とても重要です。しかも、それまで「うちの子」とは関係なかったのに、ある日突然、「うちの子」に強迫神経症状が出るかもしれない。これだけ感染症が増えている今、それは起こり得ることなのです。

お子さんが不器用なこと、こだわりが強いことに、「もしかして、うちの子もそうかも」と思ったお父さん、お母さん。もし感染症がきっかけで気になる症状が出たのなら、それは育て方のせいではありません。まずは気づくことからです。そして肩の力を抜いてみましょう。

どんなお子さんにも、絶対にすばらしいポテンシャルがあります。ＰＡＮＳ／ＰＡＮＤＡＳのお子さんにも、もちろんあります。それを一時的な症状でどうか否定しないでください。お父さん、お母さん、嘆かないでください。自虐しないでください。

多くのお子さんを診てきて、本当にそう思うのです。

何より、いちばん苦しんでいるのはお子さん自身です。お子さんの苦しみ、どうしようもできないもどかしさ、お父さん、お母さんがそのいちばんの理解者であってほしくて、この本を書きました。

ＰＡＮＳ／ＰＡＮＤＡＳは早く見つけてあげることで、脳の炎症の影響も少なくすることができ、お子さんの自尊心も保つことができるのです。

アメリカの最先端医療機関で続々、報告！

あらためて治療が急務の病、ＰＡＮＳ／ＰＡＮＤＡＳの子どもたちが注目されるようになった経緯についてお伝えしましょう。

コロナパンデミックの後に、急激にＰＡＮＳ／ＰＡＮＤＡＳの症例が増えたという論文や、潜在的な感染症が再活性するという論文が出てきています。

コロナ後に感染症にかかりやすい子が増えてきていますし、コロナが引き金になって潜伏していた感染症が表に出てきて、それがきっかけでＰＡＮＳ／ＰＡＮＤＡＳ症状が出てきているといわれています。ただ、まだ完全に解明されているわけではありません。

一方で、新型コロナウイルス感染症によってＰＡＮＳが発症するメカニズムも、あくまでも仮説の段階ですが、わかり始めています。

これまで説明したように、**新型コロナウイルスに感染すると体内に炎症が起きます。**

その炎症物質が脳まで行くことによって、結果としてPANSが発症しているのではないかといわれているのです。

さらに論文では、コロナがきっかけで人との接点が少なくなり、学校などの社会生活から離れてしまった期間が長かった子どもたちが、コロナ収束後に別の感染症にかかっていることが、より一層PANS／PANDASの症状の重さや数を増やしているのではないかと述べています。

私たちが推測するには、日本でもコロナで外出を控えるなど自粛を強いられたことによって、子どもたちは外遊びをしなくなり、人と関わらなくなったことが、PANS／PANDASの発症に大きく影響していると思います。つまり、普通に外に出て、人と関わることで免疫が育つ過程を経験しない子どもが爆発的に増えたのです。

ましてや日本ではPANS／PANDASのことは、ほとんど知られていません。もっとPANS／PANDASを念頭に置いて子どもたちと積極的に関わっていかなければ、これから苦しむ子どもはどんどん増えてしまいます。

コロナ後に、不登校や行きしぶり、子どものうつや無気力が増えたといわれていますが、これは単に「家にいる時間が長かったから」といったメンタルの問題だけではないと思います。

たとえば、不登校になるその前に、風邪の症状はなかったでしょうか。もし心当たりがあったら、大丈夫。解決法はあります。

第2章では、その原因を知ること、そして第3章ではその解決法もお伝えしていきましょう。

第2章

PANS／PANDASとは何か

脳の炎症が原因で情緒不安・学力低下に

ＰＡＮＳ／ＰＡＮＤＡＳとは

ここまでお伝えしてきたＰＡＮＳ／ＰＡＮＤＡＳとは一体、なんなのでしょうか。「ＰＡＮＳ／ＰＡＮＤＡＳ（パンス／パンダス）」とインターネットで検索すると、かわいらしいパンダが出てくるほど、日本ではまだほとんど知られていません（笑）。

ＰＡＮＳ／ＰＡＮＤＡＳとひとくくりにしてお伝えしてきましたが、正確にはＰＡＮＳとＰＡＮＤＡＳは違います。日本語では、

●ＰＡＮＳ：「小児急性発症神経精神症候群」

●ＰＡＮＤＡＳ：「溶連菌に関連した小児免疫性精神神経疾患」

と訳されています。この日本語訳も最近になって出てきたくらいで、正確な日本語訳はありません。それほどに、まだ日本ではなじみがないのです。

またＰＡＮＳの症状には個人差があり、重症度にも幅があるため、再発・再燃を繰り返します。ＰＡＮＳ／ＰＡＮＤＡＳの定義は、以下のようになっています。

PANS／PANDASの定義

ＰＡＮＳ／ＰＡＮＤＡＳの定義は、ここまでご紹介してきたような「強いこだわり」か「偏食（重度の食物摂取制限）」のどちらか１つがあり、その上でお子さんが以下の症状のうち、少なくとも２つ以上当てはまるかどうかをみます。

● 急性に発症した強迫性障害（強いこだわり）、または摂食制限（偏食）がある。
　その上で、以下の少なくとも２つがみられる。

1. 不安
2. 情緒不安定および抑うつ
3. 過敏性、攻撃性、重度の反対行動
4. 行動（発達）の退行
5. 学業成績の低下
6. 感覚異常または運動異常
7. 身体兆候および症状（睡眠障害、夜尿や頻尿など）

発症率は不明なものの、200人に1人と推定される。

ちなみにPANDASは、PANSより早く、1998年に報告された疾患です。同じ〝感染症きっかけ〟の中でも、とくに「溶連菌感染症」がきっかけで発症したもののことをいいます。

その報告によると、PANDASは溶連菌感染後に、

- 強迫性障害
- チック
- 分離不安
- 注意欠陥
- 気分不安定
- 男の子に多い
- 再発寛解《かんかい》型の症状経過（再発と症状の軽減を繰り返すような経過）

以上のような特徴が見られます。

PANS／PANDASの診断基準も明確なものはありません。

たとえば血液検査などによって、「あなたはPANSです」「あなたはPANDASです」とわかるものではありません。あくまでも表れてくる症状で、PANS／PANDASと診断されるのです。

PANSの日本語訳にあるように、「急性」とか「突然」「劇的」ということがよく知られており、スタンフォード大学の医療機関でも、「突然」「急性」であることを目安にして、患者さんをスクリーニングしているなど診断基準にしています。そのため、突然発症した症状でないと、PANS／PANDASではないと思われがちです。でも、先にもお伝えしたように、私たちの臨床の現場では、あまり「突然発症した」感はありません。

実際、突然発症したものであったとしても、その時期が幼いころだと、親からすると「突然感」がないためです。たとえば、こだわりが強い、怖がり、偏食、落ち着きがないなど、PANS／PANDASの症状を幼い子が持っていたとしても、突然発症したかどうかは気づかないでしょう。親が悩んで誰かに相談しても、「子どもなんて、そんなものよ」などと言われてしまうことも多いかもしれません。

今までできていたものが突然できなくなる

一方で、小学生くらいになって、今までできていたものが突然できなくなるお子さんもいます。

たとえば、風邪を引きやすい季節である冬や夏に、急に今までできていたものができなくなったらどう思いますか。冬休み・夏休み明けと重なるため、〝心の問題〟だと誤解されやすくなるのです。

夏休み明けに調子を崩したら、「しばらく学校に行っていなかったから」とか、「夏休み中に勉強をしていなかったから、急にわからなくなってしまった」などと誤解されてしまいます。これがＰＡＮＳ／ＰＡＮＤＡＳを一層、わかりにくくさせています。

ＰＡＮＳ／ＰＡＮＤＡＳと診断される年齢は３～13歳ですが、その発症年齢は平均でだいたい４～９歳といわれています。

4～6歳だと、ちょうど幼稚園・保育園を卒園し、小学校に入学するころ。小1の壁などという言葉があるように、学習面でも生活面でもつまずきが見られるときです。また、8～9歳になると、今度は小4の壁といって、勉強が難しくなるとき。ここで急に勉強ができなくなると、「学習障害」と見られることもあります。

さらに、PANS／PANDASは男の子のほうが多いといわれています。発達障害も男の子の方が多いといわれているため、よけいに区別がつきにくくなっているのです。

かといって、PANS／PANDASを発症するのは子どもだけかというと、そうではありません。成人でもPANS／PANDASになります。

PANS／PANDASのPはpediatricの頭文字で、「小児」を意味しますが、実際は大人でも発症していますし、子どもでも治さなければ（治らなければ）そのまま大人になってしまいます。

子どものときに症状が悪かったとしても、自然治癒する場合もあれば、残念ながら子どものときに発症したまま成人し、ずっとその症状を引きずっている場合もあります。

たとえば大人の場合、子どものときからずっとチック症があり、成人してもその状態が続いている人の中には、子どものころにかかった感染症がきっかけのPANS／PANDASが残っている可能性もあるかもしれません（ただし、チック症はPANS／PANDASの必須条件ではありません）。

なお、PANS／PANDASは7割くらいに家族歴があるといわれています。遺伝子に特化して研究している人たちもいますが、まだはっきり解明されているわけではありません。

ただ、中途半端に遺伝が関係している可能性があるといわれてしまうと、たとえば、子どもが非常に怖がったり不安になっているのに、父親が「俺も小さいころに同じ症状があったから、この子も似ているだけだ」「成長すれば（俺のように）治るから問題ない」「俺だって苦しくても乗り越えてきたんだ」などと勝手に判断してしまうこともあります。

困るのは子どもです。子どもが今、感じている不安は、父親とは比べものにならないくらい大きなものかもしれないのに、いや、父親とあまり変わらなかったとしても、今、子どもが苦しんでもいい理由にはなりません。それどころか、子どもが苦しむ必要はまったくないのです。どうか、そういう目でお子さんを見てあげてほしいと思います。

風邪や感染症から脳の炎症が起こるメカニズム

PANS／PANDASは、感染症が引き金となって脳の炎症が発症し、その脳の炎症によっていろいろな症状が起きる、その症状が繰り返されることをいいます。自己免疫性脳炎（AE）、または大脳基底核脳炎（BGE）を引き起こす免疫介在性疾患です。

大脳基底核での脳炎は、感染症の抗体が、脳の大脳基底核領域に存在する成分を標的にします。少し難しい話になりますが、抗体が、ドーパミンD1受容体、ドーパミンD2受容体、リゾーガングリオシドGM1、チューブリンといったものを標的に結合またはブロックされると、その機能が阻害され、神経症状や精神症状が生じます。

ＰＡＮＳとＰＡＮＤＡＳでは症状に大きな違いはありませんが、先ほども触れたように、ＰＡＮＤＡＳのほうは感染症の中でも「溶連菌感染症」が原因になっている場合を指します。**ＰＡＮＳという大きなくくりがあり、その中で溶連菌感染症がきっかけになっているＰＡＮＤＡＳがある、というイメージです。**

もともとＰＡＮＤＡＳが先に発見され、研究も突出して進んでいます。ここでご紹介しているのは、主にそのメカニズムの研究が進んでいるＰＡＮＤＡＳの例です。

ＰＡＮＤＡＳの場合、「溶連菌（溶血性連鎖球菌）」という細菌が体の中に入って炎症を起こします。喉に感染すれば喉が痛くなり、発熱したり、発疹が出たりします。これが溶連菌感染症です。

体はその細菌をやっつけようとして抗体がたくさんできます。ところが溶連菌の場合、溶連菌の細菌の形状と、大脳基底核にある構造（タンパク質）の形がとてもよく似ているため、自分の免疫系によって、間違えて大脳基底核を攻撃してしまうのです。いわゆる「自己免疫疾患」の一つです。

要は、自己免疫反応によって自己抗体がつくられ、正常な細胞や組織を過剰に攻撃してしまうため、大脳基底核に炎症（＝脳炎）を起こしてしまうのです。

大脳基底核は、大脳の深部にある神経細胞の集まりで、運動をコントロールしたり、学習、記憶などの認知機能、感情の調節をするなどさまざまな役割を果たしています。そこが炎症を起こしているために、強迫観念、チック、ＡＤＨＤ様行動、気分変動、かんしゃく（癇癪）、不安、抑うつなどの症状が表れてしまうというわけです。

新型コロナウイルスに感染したあとに、認知機能の低下、集中力の低下、うつ症状など、それまでとは違う症状が出てしまう人がいますが、単なる後遺症だけではなく、ＰＡＮＳ症状も関係している可能性も否定できません。

ＰＡＮＳはありとあらゆる細菌・ウイルスをきっかけに起こるため、インフルエンザでも、プール熱（アデノウイルス感染症）でも、手足口病やヘルパンギーナでもＲＳウイルスでも、マイコプラズマやノロウイルスやロタウイルスでも起こり得ます。また、強迫神経障害の患者さんの一部では、特定の細菌、ウイルス、寄生虫によって自己免疫反応が引き起こされる可能性が高いといわれています。

ただし、感染症だけではなく、環境要因やアレルギーがきっかけとなることもあります。繰り返しになりますが、ＰＡＮＳの「Ｐ」は小児を表しているとはいえ、感染症にかかれば、誰が、いつ発症してもおかしくないものなのです。

抗生物質は飲みきる必要がある理由

お子さんが感染症にかかり、病院を受診すると、抗生剤（抗生物質）を処方されることがほとんどです。

子どもの病気や健康について勉強されていたり、関心が高いお母さんやお父さんから、よく「抗生剤は怖い」「抗生剤を子どもに飲ませたくない」と言われることがあります。

よくあるのは、抗生剤の服用を途中でやめてしまうこと。実際、抗生剤を処方されて子どもに何回か飲ませたあと、症状が軽減したのを見計らって飲むのをやめてしまった、という声はよく聞きます。理由は、やはり「子どもにはできるだけ飲ませたくないから」。

抗生物質を処方するとき、多くの医師や薬剤師さんは「必ず全部飲みきってくださいね」「熱が下がって症状が治まっても、お薬は全部飲んでくださいね」とお伝えしています。それでも、親御さんの自己判断で飲むのをやめてしまうのです。

実はこれがPANS／PANDASの発症の引き金になっていることがあります。

私たちは、クリニックでPANS／PANDASの疑いのあるお子さんたちの検査もします。クリニックにいらっしゃるお子さんの親御さんたちは、当然、PANS／PANDASを疑って受診してくるわけではありません。まずは強迫神経症状などの症状を訴えて受診されます。

たとえば、お話を聞く中で、症状が出始めたころに前後して溶連菌感染症にかかっていたことがわかったとしましょう。でも、お母さん、お父さんは「もう溶連菌はすっかり治っています」とおっしゃいます。

そこで検査です。まず、喉の検査をします。喉に綿棒のようなものを入れて、咽頭《いんとう》をぬぐうようにして細菌をとります。そこでは溶連菌は見つかりません。

ところが、次に便をPCR検査で調べると、溶連菌がたくさん検出されるのです。

本来、溶連菌感染症は、咽頭炎など喉に炎症を起こす感染症です。喉に細菌がないのに、なぜ、便にたくさん菌がいたのでしょうか。それは、抗生剤の服用を途中でやめてしまったことが原因だと考えられるのです。

どういうことが起きたかというと、抗生剤を飲みきらなくても、お子さん自身の免疫で〝なんとなく〟溶連菌感染症の症状は消えて治ってしまいました。だから家では抗生剤の服用をやめたのです。

ところが、溶連菌は死滅していませんでした。喉にあった菌が飲み込まれ、まずは胃に届きます。通常、胃酸によって菌は死滅しますが、病気によって胃腸の状態が良くない、あるいはもともと胃腸が弱いタイプのお子さんの場合、菌が死滅せず、そのまま腸へ。すると、通常では考えられない量の溶連菌が腸に存在することになります。それに気づかれないお子さんが一定数います。そして、その中にPANS／PANDAS特有の症状が表れる子がいるというわけです。

つまり、喉で細菌をやっつけてくれればよかったのに、中途半端なところで抗生物質をやめてしまったため、菌をやっつけきれていなかったのです。

実際、私たちが便の検査をすると、検査をしたお子さんのうち8～9割に、溶連菌などを含めた菌が存在しています。やっかいなのは、菌がいたとしても、胃腸の症状が出ないお子さんがいることです。

また、年中、鼻をぐじゅぐじゅさせているお子さんもいますね。「うちの子はアレルギー性鼻炎だから」とおっしゃるのですが、このようなお子さんで、こだわりが強いなどPANS／PANDAS特有の症状が見られる場合は、そのまま鼻炎だと片づけてしまわないほうがいいかもしれません。副鼻腔《ふくびくう》に溶連菌が存在する可能性があります。

副鼻腔炎を起こしているお子さんも最近増えていますが、しっかり治しておかなければ、PANS／PANDASの症状は改善することはないでしょう。

副鼻腔は脳に近いため、脳の炎症を招いている可能性を疑います。アメリカでは、鼻炎がひどく、こだわりが強いようなお子さんは、CT検査で副鼻腔の検査をしていました。

ちなみに通年性の鼻炎が見られるお子さんは、そもそもヒスタミン（アレルギー反応を起こす物質）が高いタイプのお子さんです。ヒスタミンが高いと、外的なあらゆる刺激に対して、とても鋭敏です。もともと不安感が高い性質もあります。

そんなお子さんがPANS／PANDASになったら、より一層、不安感が強くなってしまいます。すると、親は「もともと敏感なのに、最近、よけいに扱いづらくなった」などと感じてしまいます。これは親子ともに、とても悲しいことです。

抗生物質＝悪と思い込み、自己判断で服用をやめてしまうと、のちのちもっと大変な症状として表れたり、お子さんが理由もわからず生きづらくなってしまうことにもなりかねません。

もちろん、なんでもかんでも抗生物質を処方するなど、抗生物質を乱用することは避けなければなりません。でも、飲むべき薬はきっちり飲ませて、適切に使ってあげなければ、お子さんがずっと苦しむ可能性もあるのです。

なぜドーパミンが不足して集中力が低下するのか

前項で紹介した通り、ドーパミンというのは神経伝達物質の一つで、やる気や集中力、学力などに深く関わってきます。体の動きにも関わっています。

ＰＡＮＳ／ＰＡＮＤＡＳでは、感染症によってできた抗体が、本来やっつけるべき敵（細菌やウイルス）ではなく、ドーパミン受容体（ドーパミンの受け皿となるところ）を攻撃してしまいますから、ドーパミン本来の働きができなくなるのです。そのためドーパミンが不足となり、やる気がない、集中力がない、学力が低下、体の動きがおかしい、といった症状として出るのです。

海外のPANS専門の先生に聞いた話ですが、成人のPANSで、「ゲームをしているときだけ呼吸ができる」という訴えをする方がいたそうです。

つらくて仕方がなく、パニック症状も出て呼吸ができなくなるけれど、ゲームをしているときだけは呼吸ができる。だから徹夜でゲームをしてしまう、というのです。精神科をいくつも受診しても解決しなかったのですが、ついにPANSだとわかったそうです。

その原因もドーパミンにありました。ゲームをすると興奮して、ドーパミンが分泌されます。感染症の抗体によってドーパミンがブロックされていたけれど、ゲームをしている間だけはドーパミンの分泌が増えるために、正常な状態に戻るのです。

逆にドーパミンが過剰に出過ぎてしまうとチック症状が強くなってしまう場合もあります。PANS／PANDASの症状の表れ方は、本当に人それぞれなのです。

PANS／PANDASのチェックリスト

あなたのお子さんがPANS／PANDASであるかどうか。正確には医師による診断が必要になりますが、家庭で以下のような症状が見られたら、その可能性を疑ってみましょう。〝感染症にかかった後〟に、以下のような症状が出てきたときもPANS／PANDASの可能性があります。

□こだわりが強い
□マイルール（独自の順番）通りでないとパニック
□偏食
□ちょっとしたことでビクビクする、怖がり
□過敏（音・光）
□さみしがりや（ママと一緒じゃなきゃ眠れないなど）

□ひどく落ち込みやすい（気分不安定）
□赤ちゃん言葉に戻る（年齢よりもはるかに幼い行動をとる）
□イライラ、攻撃性、ひどく反抗的な行動をとる
□落ち着きがない
□おねしょ、トイレが近い（身体症状として、とても多い）
□成績の急低下（とくに算数、読解力）
□記憶力低下、集中力の低下
□チック症
□ペンや鉛筆がうまく持てない、字が汚い
□ボタンが留められない
□時計が読めない
□不注意
□ダンスや体操などマネする動きがヘン、動きがぎこちない
□触られると嫌がる
□寝付きが悪い、朝起きられない、寝すぎてしまう、夜中に目が覚める

チェックリストはいかがでしたか。このような症状が一つでもあったら、現実的にはとても困りますよね。でも、そうかといって、このような症状があっても、病院を受診しないのではないでしょうか。そもそも、病気だとは思わずに、「うちの子の個性かも」と思ってしまうかもしれません。

また、このような症状が出たことから、結果的に学校で友達などにからかわれ、行きしぶりが見られることもあります。家庭では親御さんがなんとか対処できることでも、幼稚園や保育園、学校などでお子さん自身が困っている可能性があります。注意深く様子を見たり、先生などに様子を聞いてみたりする必要もあるでしょう。

よく間違われる「発達障害」とどこが違う？

プロローグでも少し触れましたが、ここで多くの読者が疑問に思うことについて、お答えしておきましょう。

「ＰＡＮＳ／ＰＡＮＤＡＳって、発達障害（学習障害）と、どう違うの？」

これ、みなさん思っていますよね。私たちのクリニックにも、発達障害で受診をしたものの、PANS／PANDASだったというお子さんがとても多いのです。

ADHDなどのお子さんによく処方される、リスパダールという薬を服用してきたというお子さんも多いですし、ご飯がちゃんと食べられない、学習面に問題があるなどの症状があり、療育手帳をお持ちのお子さんもいらっしゃいます。

たびたびパニックになり、なんとかしたいと親御さんがおっしゃれば、病院ではまずお薬が処方されるでしょう。もちろん、それで症状はいったん治まりますが、それはあくまでも対症療法。PANS／PANDASであれば本当の原因は感染症にあるため解決にはならないのです。

実際、PANS／PANDASと気づかないまま、発達障害の治療を続けるお子さんもいらっしゃるでしょう。

誤解しないでいただきたいのは、誰も悪くはないということです。ただ、情報がないだけなのです。情報がなく、医師も親も善意で治療したり、行動したりしているだけ。けれども、考えてみたら非常に怖いことです。落ち着きのない子どもを薬でおとなしくさせてしまうのですから。もし大人に同じことをしたら、当然抵抗するでしょうし、そもそも大人にはそんなことは絶対にしないでしょう。でも、子どもにはそれがまかり通ってしまう。それも、善意というオブラートに包んで、子どもは何もわからずに。

ＰＡＮＳ／ＰＡＮＤＡＳの大きな特徴である「こだわりの強さ」から、自閉症スペクトラム症との違いがわからない、という方もいるかもしれません。たしかに自閉症スペクトラム症のお子さんは脳の機能に脆弱《ぜいじゃく》性があるため、ＰＡＮＳ／ＰＡＮＤＡＳになりやすい傾向があります。

実は、ＰＡＮＳ／ＰＡＮＤＡＳは自閉症の視点から始まっています。

自閉症は先天的な疾患です。それに対して、自閉症ととてもよく似た症状が、突然表れた。これはなんだ？　ということになったわけです。当時は、「溶連菌」が原因のＰＡＮＤＡＳしか知られていませんでしたから、「溶連菌によって自閉症の症状をつくってしまう子がいる」というところから研究されました。

そこから溶連菌以外にも、いろいろな細菌やウイルスによって、自閉症のような症状になるらしいとわかり、それがＰＡＮＳと呼ばれるようになっていったのです。

ＰＡＮＳ／ＰＡＮＤＡＳとは気づかずに自閉症だと思ってきてしまったお子さんたちは、今もなお、たくさんいると思います。日本に比べてＰＡＮＳ／ＰＡＮＤＡＳについてよく知られており、その財団などが設立されているアメリカでさえ、誤解が多く、見つかりにくい現実があります。

発達障害だけではありません。パニック障害、うつ、副腎疲労《ふくじん》、起立性調節障害と、ＰＡＮＳ／ＰＡＮＤＡＳとの違いは何なのでしょうか。

結論からいうと、残念ながら明確な違いはわかっていません。発達障害だと思っていたお子さんの中に、本当はＰＡＮＳ／ＰＡＮＤＡＳだったというお子さんがいるかもしれませんし、発達障害のお子さんが感染症をきっかけにＰＡＮＳ／ＰＡＮＤＡＳになり、さらに症状が悪化したように見えていることもあるかもしれません。

一ついえることとは、**違いや診断を追求することに、あまり意味はない**のではないかということです。

ＰＡＮＳが「小児急性発症神経精神症候群」という名前がついていることからも

わかるように、ＰＡＮＳはあくまでも〝症状〟から生じているものです。あらゆる感染症がきっかけで起きた炎症の症状をＰＡＮＳと呼んでいるのです（ただし、ＰＡＮＤＡＳは原因が「溶連菌」であるとはっきりしています）。

たとえばパニック障害は、症状として「パニック」が前面に出ていることから、パニック障害とされますね。パニック障害の原因は、さまざまあります。甘いものを食べて血糖値が上がり、その後に急激に下がることで起きる低血糖発作でパニック発作が出る場合もあれば、広場恐怖といって、特定の苦手な場所や状況になるとパニックになることもあります。何がいいたいかというと、原因はなんであれ、結果としてパニック発作が出てしまう人をパニック障害と呼んでいるということです。

発達障害も、さまざまな凹凸がある人のことをひっくるめて発達障害と名づけていますが、出ている症状はさまざまです。

発達障害、パニック障害、うつ、副腎疲労、起立性調節障害……これらはすべて、〝症状〟についている名前です。

ＰＡＮＳも同じように、たくさんの〝症状〟についた名前であって、原因に対してついた病名ではありません。

PANS／PANDASの症状の中に、落ち着きがない、こだわりが強いといった発達障害によく見られるものや、パニック、うつ、疲れやだるさ、朝起きられないといった症状も含まれています。

したがって、症状からいろいろな病名を分けたり、区別することに意味はありませんし、分けられないというのが正直なところです。

たしかに、親御さんの「病名が知りたい」という気持ちはよくわかります。病名がわかってホッとした、納得したという声もとてもよく聞きます。

でも、**大切なのは病名を究明することではなく、今、お子さんが困っている症状をどうするか**ではないでしょうか。

敵の正体がわかれば、やっつけられる

ここでもう一度、薬についてお伝えしておきましょう。

繰り返しになりますが、PANS／PANDASは、あくまでも症状です。それ

に対して私たちは、抗生剤や抗ウイルス薬を処方することがあります。病気ではないのに、なぜ薬を使うのかと疑問に思われる方もいるかもしれませんし、薬の処方に対して抵抗がある親御さんもいるかもしれません。ただ、ここまでご紹介してきたように、PANS／PANDASのきっかけは、感染症にあります。

PANS／PANDASの症状を診たときに、抗精神病薬などの「症状」にフタをする薬ではなく、「原因」を取り去る薬を使います。

それは、本来なら体になくてもいい炎症が起きているからです。炎症を一時的に抑え込むのではなく、その炎症を取り除くためです。

怖がる必要はありません。ある意味、敵が見えにくい、あるいは敵の正体もよくわからないほかの病気に比べて、PANS／PANDASの敵は明らかです。

私たちがこの本を出そうと思ったきっかけは、お子さんたちの苦しみを知っているからです。発達障害のお子さんとも重なりますが、お子さんたちの多くは、これまで「そのままでいいよ」「ありのままのあなたが素敵だよ」「それがあなたの個性だよ」と言われてきたことでしょう。

お母さん、お父さんのほうはどうでしょうか。お子さんをとても愛しているけれど、ちょっと育てるのが大変。でも、これも子どもの個性だから、この子の個性を伸ばしてあげよう、ありのままのこの子を受け止めようと言い聞かせて、お子さんを育てていらっしゃった方もいるでしょう。

もちろん、それはすばらしいことです。みなさんの苦労もわかります。でも、一方で私たちは、「しょうがないよね……」と半分あきらめモードになっている親子もたくさん見てきました。

そんな子どもたちは、親に、

「あなたはちょっと不器用で怖がりだけど、それも個性だよ」

「ちょっと勉強は苦手だけど、そのままでいいよ」

などと言われてきました。これがお子さんを励まそうとして発している言葉であることは、わかります。

でも、ご批判を受けるかもしれませんが、勇気を出して言います。本当はそんなことを言われて、喜ぶ子なんていないはずです。

症状がなくなったら、「こんなに生きるのがラクなんだ」と、学校で自分の能力を活かして活躍できるお子さんに変わるかもしれません。実は、怖がりではない、不器用でもない、本当はやりたいこともたくさんあるお子さんに生まれ変わるかもしれません。少なくとも、そのお子さんがもともと持っている本当の能力を、今よりも発揮できるでしょう。

実際、臨床の現場でＰＡＮＳ／ＰＡＮＤＡＳのお子さんに、私たちはこう語りかけます。

「あなたの苦しい気持ちも、不安になっちゃう困った気持ちも、あなたの体の中に入っている菌が悪さをしているんだよ。この菌をやっつけよう！」と。**敵が見つかると、子どもは急に心がラクになるのか、「一緒にやっつけよう！」という気持ちになってくれます。**

子どもたちはわかっています。親や先生からなんとなく期待されていない感覚を。ありとあらゆるすべてのことができないわけではないのに、「ダメ」のレッテルをどこかで貼られてしまっている。とても苦しい中で生きていたにもかかわらず、「仕方がない」と期待されていないことを知りながら、この先の長い人生を生きていくのでしょうか。

子どもたちは、本当はとても賢いのです。敵がわかり、「やっつけられるよ」と言ってあげると、お子さん本人の意識が変わってきます。

そして、「これはできる、これはできない、こういうことが気になる」など、急に自分が気になっていること（こだわりの強さ）を口に出して教えてくれるようになったりします。

それまでは「努力が足りない、頑張りが足りない」と叱られてしまうと思って、困っていることを言うことさえできなかったお子さんもいます。それを口に出せるって、すごいことなのです。

PANS／PANDASの知識を持つということ

当然、似たような症状の中には、PANS／PANDASが原因ではないお子さんもいます。でも、私たち大人は情報として知っておく必要があります。

子どもは当然のことながら、人生の経験値が大人より少ないです。「個性だよ」「しようがない」と言われたら口に出せなくなってしまいます。だからこそ、気づいてあげられる大人の知識は、とても重要です。

たとえば、感染症にかかって一時的にPANS／PANDASの症状が出たけれど、自然治癒したお子さんが周りにいる、あるいは親御さん自身が子どものころ同じような経験をして自然治癒した場合などは、とくにやっかいです。

「お友だちの○○ちゃんは頑張って、勉強がすごくできるようになったのよ」「お父さんも小さいころ、すごく怖がりだったけど克服できたぞ。お前の努力が足りないんじゃないか」などと言われたら、お子さんはもう、八方ふさがりになってしまいます。

大人がPANS／PANDASの知識を持っていたらどうなるでしょうか。

喉が痛くて発熱をするなど、溶連菌感染症の症状がわかりやすく出れば、病院で検査をして溶連菌が見つかった時点で溶連菌感染症と診断されて薬が処方され、やがて治癒するでしょう。

一方で、お子さんは、喉が痛いときに必ずしも「喉が痛い」と言ってくれないこともありますよね。たとえば、「家の壁が動いて押しつぶされる！」など、喉の痛みよりももっと困った問題が差し迫っていたら、そちらのほうを先に訴えるものです。

このとき、親は「この子、鼻水がちょっと出ているけど、軽い風邪かな」と思っていたとしても、目の前の子どもがわけのわからないことを言っている、「この子の言うことはおかしい」と、そちらのほうに目が行ってしまいます。

すると、もしかすると溶連菌感染症などの感染症かもしれないのに、それは重要なことではなくなり（症状が軽い場合）、結果として感染症をたたく抗生剤を飲むタイミングを逸《いっ》してしまうことがあります。

でも、大人にPANS／PANDASの知識があれば、少し違ってくるかもしれません。すでにお子さんがPANS／PANDASで治療した経験のある親御さんは、極度に怖がるなど、ちょっとお子さんの様子が変になると、「先生、また来たかも」と言って受診されます。

培養検査をすると、案の定、溶連菌が鼻からも喉からも検出されます。このとき、お子さんに熱などの症状は出ていないことも多いものです。軽い風邪のように見えても、こういうことがあるのです。

抗生剤を処方すると、PANS／PANDASの症状もゆっくりと治っていきます。

「よかったね。怖かったね」と声をかけます。知っていれば、親も子どもも気がラクになります。抗生剤は乱用するのではなく、「適切に使う」ためにあります。

本書の冒頭でお伝えしたように、コロナ以降、感染症が過去に類を見ないほどに増えています。

先に、**2018年のアメリカの報告で200人に1人とご紹介しましたが、新型コロナウイルス感染症の流行を経て、現状はもっと増えている**と実感しています。

私たちが外来で診ている自閉症のお子さんたちの中には、だんだんよくなってきていたのに、最近になって逆戻りしているお子さんが何人もいらっしゃいます。これは感染症の流行と無関係ではないと思っています。

今、警鐘を鳴らしておかなければ、「発達障害」とされてしまうお子さんが増えていくばかりです。ちゃんと治療をしたり、生活を改善したりすれば、100%ではないかもしれませんが、勉強して、運動して、自分の好きなことで能力を伸ばして、ハッピーに暮らせるようになるのです。知らずにほうっておくのは、とてももったいないことなのです。

やって損なことはない、いいことずくめの方法

ここまで読んで、「うちの子はPANS／PANDASかもしれない」「いや、違う。発達障害だ」「それとも、うつか、副腎疲労か」と混乱してしまった人もいるかもしれません。自分の子は発達障害だと思っていたお子さんの中に、間違って解釈されている子どもたちがいるかもしれません。

PANS／PANDASかもしれないと疑ってみる、そして気づいてあげることは非常に意味があります。それは、原因を特定して安心するためではなく、お子さんを見る目線が変わってくるからです。

気づいてもらえずに埋もれてしまうお子さんがいるとしたら、どうでしょう。

たとえば、3歳のお子さんが感染症がきっかけでPANS／PANDASになったとします。自然治癒すればいいけれど、もしも気づいてもらえなかったら、そこからの人生は、間違った角を曲がり、まったく別の方向に進むことになります。残りの

人生は長いのです。

うちの子はＰＡＮＳ／ＰＡＮＤＡＳなのか、それとも違うのか。クリニックに行かないとＰＡＮＳ／ＰＡＮＤＡＳかどうかわからないのではないか。やっぱり検査が必要なのか。治療しなければならないのか。

ＰＡＮＳ／ＰＡＮＤＡＳを見つけて、早く適切に治療ができる医師を見つけなければ……、そう思われたかもしれませんが、そうではありません。

これまで私たちは何冊も本を出版してきましたが、そのたびに「自分のクリニックに患者さんを呼びたいんだろう」「宣伝のために出しているんだろう」と言われることもありました。

私たちはクリニックに来てほしくてこの本を出版しているわけではないのです。そもそも、ＰＡＮＳ／ＰＡＮＤＡＳを検査してくれる病院は、日本にはほとんどなく、私たちのクリニックだけでは、太刀打ちできないほどの状況です。

今回、ＰＡＮＳ／ＰＡＮＤＡＳの本を出版したのは、お母さん、お父さんにもうまく言えずに苦しみ、ほかの子と比べて否定され、自信を失い、自己肯定感が下がってしまうお子さんを一人でも減らしたいためです。そして、親御さんに安心して子育てしてほしいからです。

また、PANS／PANDASの治療は、感染症がきっかけとなって発症するからといって、抗生剤を処方して「はい終わり」ではありません。免疫力を上げて、心身ともに健康な状態をつくらなければ、感染症にかかり、PANS／PANDASになる可能性は、いつでもどんなお子さんにもあります。

心身ともに健康に、万が一、感染症にかかっても跳ね返せるような力をつけるために、普段の生活からできることはあります。というよりも、普段の生活で気をつけることがいちばん大切です。難しいことや、特別なことは何もありません。

これは今、症状に悩んでいるお子さんだけではなく、みなさんにお伝えしたいことです。PANS／PANDASのお子さんだけでなく、発達障害のお子さんにも、副腎疲労のお子さんにも、それどころか、すべての健康なお子さんにも、もっといえば大人にも、家族の皆さんにお伝えしていることです。やって悪いことは何一つないからです。

大切なのは、毎日の生活習慣です。

地道ではありますが、これができれば、病院に行って検査する必要もありません。今、悩んでいる症状も軽減する可能性は高く、健康なお子さんなら、もっと元気になる方法なのです。

次章では、親子でPANS／PANDASをやっつける方法を6つのステップでご紹介します。

第3章

親子でPANS／PANDASをやっつける方法

症状改善への6つのステップ

家庭でできることが9割

ここからは、PANS／PANDASの症状があるお子さんが、家庭でできることを紹介します。

感染症を取り去ることは、炎症をとることです。

クリニックではPANS／PANDASのお子さんに抗生剤を処方することはありますが、実は多くのお子さんは、よほどひどい症状ではない限り、抗生剤がなくてもかなり症状を改善することができます。

炎症そのものをとることも大事ですが、それよりも大事なのは、炎症のもととなる火種をとること。これは家庭でもできることであり、とても重要です。

炎症を火事にたとえて説明しましょう。

今、燃え上がっている火事の火を消す。いわば「火消しの水」の役割を担っているのが抗生剤です。でも、それでいったん火を消すことはできても、どこかで火種がく

PANS／PANDAS治療のステップ

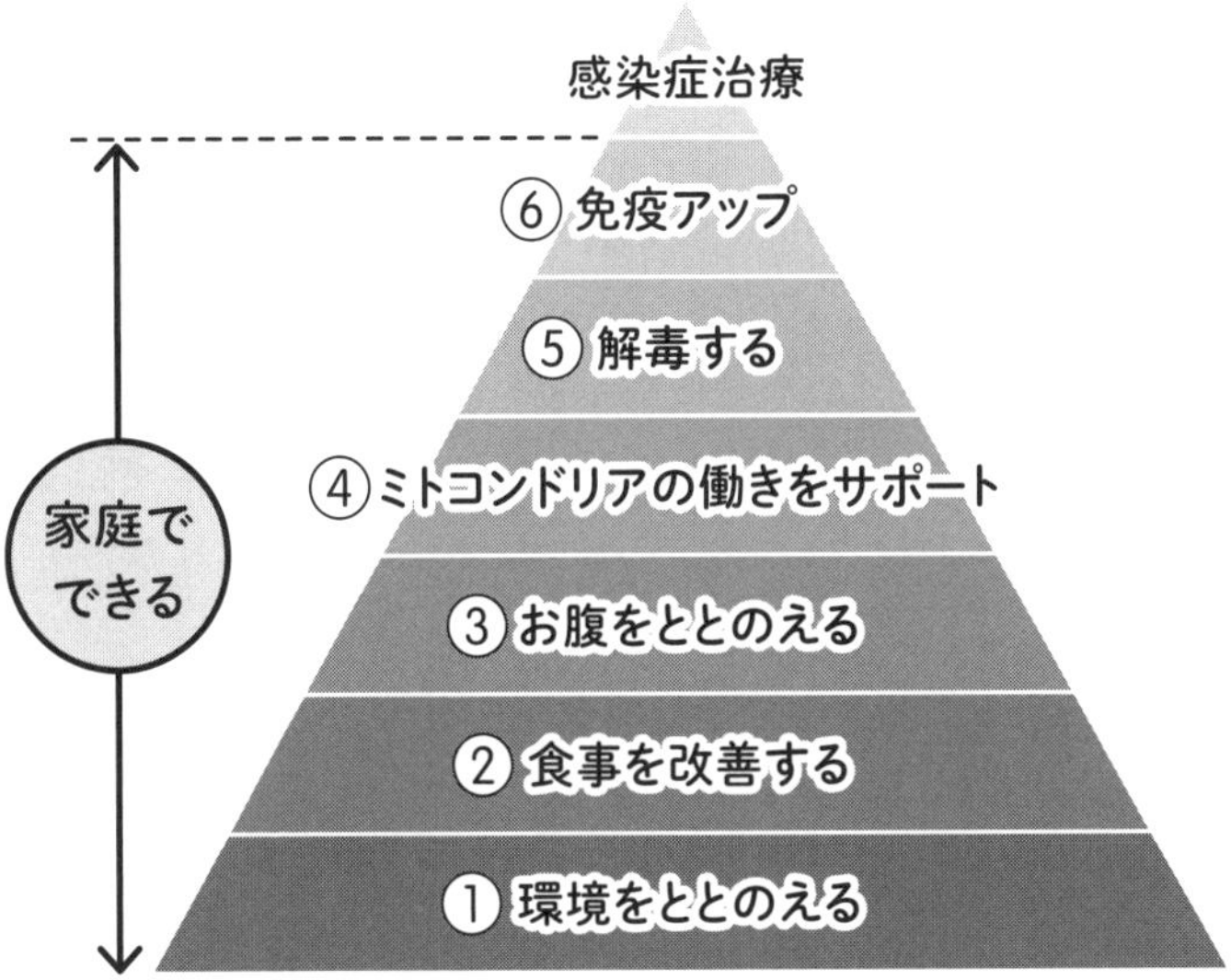

すぶっていることは少なくありません。その火種を取り除かない限り、いつまた火事が起きるとも限らないのです。

火種をとるためにできることが、本章で紹介する環境をととのえることや、毎日の食事なのです。これは家庭でしかできないことです。

火種をとることを言い換えれば、**体の毒素を取り除くことであり、もっといえば体に毒素を入れないこと**でもあります。

症状を引き起こしているのが、感染症によるPANS／PANDASなのか、発達障害なのか、その他の病気なのか。それらを区別することはあまり重要なことだとは思いませんが、炎症を起こしている火種である〝原因〟を取り除くことには意味があります。原因を取り除くことができれば、必ず症状は軽減されるからです。

親としては、どうしても今出ている症状に惑わされてしまいますが、その症状だけにこだわるのではなく、その症状を引き起こしている大本《おおもと》となる火種をとるためにできることを、一つひとつやっていきましょう。

その**9割は家庭でできること。しかも、原因がPANS／PANDASでなくても、何も問題のない健康なお子さんであっても、やっていいことばかりなのです。**

ステップ1
環境をととのえる

毒素を入れない住環境

炎症を起こしている火種を消す方法の一つとして、子どもを守るための土台となるのが「環境をととのえる」ことです。

「環境をととのえる」とは、有害重金属や化学物質などの有害な物質になるべくさらされないようにすることです。

PANS／PANDASは感染症がきっかけになるものですが、なかにはこうした有害物質や化学物質などの毒素が原因でその症状が出るお子さんがいます。環境をととのえるだけで、実は脳の炎症がとれてくることがあります。

まず、私たちは日常生活で毒素に囲まれていることを認識しておかなければなりません。

家庭でできることの第一は、住環境にまつわる毒素をなるべく入れないことです。

といっても、難しいことではありません。

洗剤、柔軟剤、消臭剤、防虫剤、殺虫剤、化粧品、芳香剤（化学物質）、ドライクリーニング（有機溶剤）、喫煙や排ガス（カドミウム）、カビ毒、カラーリング剤、塗料（鉛やカドミウム）、カーテンやマットレスの難燃剤などは、鼻から入る毒＝経鼻《けいび》毒《どく》といわれています。

最近、匂いが強い柔軟剤が増えていますよね。その香りに癒される人もいる一方で、匂いをかぐと頭痛やめまい、吐き気がするといった「香害」に悩まされる人もいます。これは、洗剤や柔軟剤、芳香剤などに含まれる化学物質に反応しているのです。

こうした化学物質に反応してしまうのは、一部の化学物質に過敏な人だけだろうと思われるかもしれませんが、とくに体の小さなお子さんの場合、それがどの程度の影響を及ぼしているか計り知れません。

日常生活でできることとしては、化学物質や有害物質を含むものの中で、洗濯用柔軟剤や消臭剤、芳香剤、殺虫剤など、使わなくていいものはなるべく常用しないことです。

ちなみに殺虫剤などに含まれているピレスロイドは自閉症のリスクを上げることがわかっていますし、芳香剤は多動に関係しています。

虫除《よ》けを使用する場合はユーカリなどのハーブ類を使うようにしましょう。ユーカリの効果はケミカルな殺虫剤と変わらないといわれています。ただ、効果が持続する時間が短いため、こまめに取り替えて使用しましょう。

また食事の項でもお伝えしますが、**カビはアレルギーの問題だけでなく、子どもの脳にも悪影響があります**。

エアコンや洗濯機の内部はカビが発生しやすい環境です。掃除をしないままエアコンを使えば、室内にカビを撒《ま》き散らしているようなもの。カビだらけの洗濯槽で洗濯をすれば、カビ付きの衣類が肌に直接触れることになります。

環境のためにいい、肌にやさしいからと、石鹸系の洗剤や柔軟剤を使っているご家庭もあると思いますが、実は石けん系の洗剤のほうがカビが発生しやすくなります。このような洗剤を使うときは、洗濯槽の掃除をこまめにするのを忘れないようにしましょう。

●寝室にパソコン、スマホを持ち込まない

目に見えない電磁波の影響も見逃せません。

今やパソコンが家にあるのは当たり前ですし、お子さんも学校ではタブレットを使い、スマホも一人一台の時代です。

しかも、家の中はもちろん、街中には、Ｗｉ－Ｆｉ《ワイファイ》が張り巡らされていて、どこにいても、一日24時間、刺激を受け続けています。「家がほっと休まる場所である」ことは、もはや奇跡に近いのかもしれません。

電磁波については、動物実験などでもＤＮＡの損傷や、脳や神経細胞への悪影響が報告されています。小さな子どもにとっては、その影響は大人以上です。

私たちは目に見えないものを実感しにくいものです。でも、デジタルストレスによってうつになったり、自律神経のバランスを崩してしまう人は増えています。

もちろん、こうしたデジタルデバイスは生活を楽しく、豊かにしてくれる面もあり、私たちの生活には不可欠です。Ｗｉ－Ｆｉを切るのも現実的ではありません。

できることとしては、**お子さんが眠る寝室にパソコンを置かない、スマホを持ち込まない**。どうしてもお母さん、お父さんがスマホを持ち込む必要があれば、寝るときだけは機内モードにしておきましょう。夜だけでもこうした対策をすることで、睡眠の質もアップします。

「寝る前のテレビ、スマホ、タブレット、ゲーム」は光による刺激が強すぎるため、眠りの質を下げてしまいます。少なくとも眠りに入る30分～1時間前までには、やめることが大切です。

PANS／PANDASのお子さんは睡眠の質がよくないことが多いのです。「よく眠れなかった」「怖い夢を見ちゃった」などという訴えもよくあります。

そういうときは、お母さんお父さんに伝えてもらいます。クリニックでは「まだやっつけなくちゃいけないバイキンがいるんだよ」とか「まだ炎症が残っているんだよ」と説明して、お子さん自身のせいではないことを伝えます。

また、小学校以上のお子さんなら、お子さん自身に、何時に寝て、何時に起きるかを管理してもらうようにしています。

わが家で子どもたちと一緒にやっているのが、〝**放電する時間をもつ**〟ことです。**方法は簡単で、なるべく自然に触れること！**　親子で川遊びをしたり、裸足で芝生を歩いたり、田植えをしたり。「アーシング（Earthing）」という言葉がありますが、裸足で地球を感じるのは、気持ちの面だけでなく、身体的にも意味があることなのです。

近くにそういった場所がなければ、子どもと一緒に外に出て、公園で深呼吸をするだけでもいいでしょう。スポーツジムで汗を流すより、自然の中を歩きましょう。

●脳に影響を与える有害物質とその対策法

お子さんの寝室のクローゼットの中に、クリーニング屋さんから受け取ったままの衣類が置かれていないでしょうか。

ドライクリーニングには主にブロモプロパンと呼ばれる有機溶剤が使われています。寝ている間にこれを吸い込み続けることによって、頭痛や疲労感が出ているお子さんもいます。ドライクリーニングをした衣類はビニール袋を外し、風通しをよくしておきましょう。

アレルギー対策でカビ・ダニ対策をしている人もいると思いますが、ここでご紹介しているのは、「脳」に影響を与えてしまうものです。

ベッドのマットレスやカーテン、ウレタン、カーペットなどに含まれている難燃剤《なんねんざい》は、文字通り燃えにくく、炎が広がりにくくするための薬剤で、ポリ臭化ジフェニルエーテル（PBDEs）といいます。この薬剤の影響をざっと挙げると、抑制性神経伝達物質GABA《ギャバ》が低下して落ち着きがなくなる、不安になる、解毒物質のグルタチオン低下、ミトコンドリアのダメージ（ミトコンドリアについては後述しますが、エネルギー産生にかかわっています）などがあります。買ったばかりのカーペットは、アルミフリーの重曹をまいて掃除機をかけたり、水拭きしたりして対策をしましょう。

クローゼットもマットレスもカーテンも、寝室にあるものばかりです。寝室は睡眠をするところ。つまり、長い時間を過ごすところです。

寝室以外でも、室内の空気にはあらゆる化学物質が含まれています。

建築材料や家具など、揮発《きはつ》して室内の空気に含まれる化学物質は、数十種類、場合によっては数百種類を超えるほど検出されるといいます。一つ一つは微量でも、毎日のことなので、積み重なれば確実に影響が出てきます。

でも、**大丈夫。基本的に揮発しているものは、窓を開けて、こまめに換気をすることで軽減できます。**

私たちがおすすめしているのは、**お子さんが長く過ごす寝室に竹炭や観葉植物を置くこと**。

空気清浄機を置いてもいいのですが、竹炭を置くとインテリアとしても素敵ですし、植物があると気持ちがいいですよね。竹炭はすぐれた吸着効果があります。部屋に置くだけで空気を浄化し、消臭、脱臭の効果もあります。

閉鎖空間の研究している NASA は、毒素を吸着してくれる植物をいくつか発表していますので、紹介しておきます。

ドラセナ、サンセベリア（サンスベリア）、スパティフィラム、アロエベラ、ヘデラヘリックス（アイビー）など。

また、基本的に感染症にかからないようにするためには乾燥は禁物。季節を問わず、最適な湿度をキープしておきましょう（ただし、湿度が高すぎてカビ発生の原因にならないように注意！）。

食べ物以外の口から入る毒素

食べ物以外に、口から入る有害物質もあります。
プラスチック製のお皿やコップ、見た目がプラスチックに似た形状の容器、食品の包装や一部のボトル飲料、食品用ラップなどの中には、石油系の原料が使用されていることがあります。

また、ＢＰＡ（ビスフェノールＡ）という化学物質がプラスチックや樹脂の原料として使われています。ＢＰＡが健康に害があると報告されたのは、１９９７年ごろのこと。熱などによってＢＰＡが染《し》み出して、体内に入ることがわかったのです。海外ではＢＰＡフリーの商品なども出てきており、日本でも少しずつ増えてきています。

ただ、残念ながら、ＢＰＡがないからといって安全だとも言いきれません。日本のボトル飲料にはＢＰＡが含まれていないものも多くありますが、その代替物質も安全かどうかはわからないのです。

胃薬やパン、お菓子に使われるベーキングパウダー（重曹が主成分）、アルミ鍋、アルミ缶などからはアルミニウムなどの有害金属が体内に入ります。

また、歯磨き粉やテフロン加工のフライパン（フライパンはステンレスがおすすめ）、水筒、炊飯器などに含まれるフッ素も、体への害を考えると避けたほうがいいでしょう。

最近の論文では、フッ素は虫歯を予防する効果がある一方、IQを下げるという報告も出てきています。適当な歯磨き粉が見つからなければ、歯ブラシのみで磨いても十分汚れは落ちますが、フッ素の入っていない歯磨き粉や、歯磨き粉の代用としてアルミフリーの重曹でも十分ケアすることができます。

皮膚から入る毒素

もう一つ、皮膚から吸収される化学物質もあります。お子さんの場合はファンデーションなどの化粧品からの害はまずありませんが、同じ皮膚に触れるものとして、日焼け止めクリームやシャンプーなどが挙げられます。

とくに日焼け止めクリームは要注意。日焼け止めを塗って泳ぐとサンゴ礁に悪影響を及ぼし、サンゴを白化させてしまうというニュースを聞いたことがありますか。

これは日焼け止めに含まれるオキシベンゾンやオクチノキサートという化学物質が原因です。サンゴに直接塗っていないのに悪影響を及ぼしてしまうものを、直接肌に塗るのは、恐ろしいことです。

紫外線の害に注目されるようになってから、子どもたちもしっかり日焼け止め対策をするようになりました。紫外線も怖いけれど、化学物質を含む日焼け止めクリームも怖いのです。

日焼け対策をするなら、帽子や日傘を使ったり、日焼け止めクリームを塗るタイミングや量を検討するといいでしょう。

日焼け止めクリームはオキシベンゾンとオクチノキサートを含んでいないもの、昔ながらの白くしっかり塗り跡が残るような肌にやさしいものを選びましょう。

ステップ 2

食事を改善する

小麦・乳製品を避ける

「食事」を考えたとき、まずやっていただきたいのが、「グルテンフリー」「カゼインフリー」です。

グルテンとは、パンやパスタなど小麦粉に含まれるタンパク質のこと。同様に、カゼインも、牛乳やチーズなど乳特有のタンパク質です。

パンや乳製品がなぜよくないかといえば、グルテンもカゼインも、小腸の粘膜に炎症を起こすもとになるからです。

腸については、この後の項目で説明しますが、腸の粘膜が炎症を起こすと、食物アレルギーやアトピー性皮膚炎、感染症など、さまざまな免疫系の病気や疾患を発症させてしまいます。**PANS／PANDASのお子さんは、ほとんどが下痢や便秘の症状があって腸が弱かったり、腸に何らかのトラブルを起こしていたりします。**そしてその炎症は腸にとどまらず、体内のあらゆる部位で起こります。当然、「脳」にも起こります。

聞いたことがある人も多いと思いますが、「グルテンフリー」「カゼインフリー」の食事法について改めて紹介しましょう。

グルテンを含む食品は、パン、パスタやうどん、ラーメンなどの麺類、ケーキ、クッキー、ドーナツなどの菓子類やスナック類、お好み焼きや餃子《ぎょうざ》、ピザやカレーのルーからフライの衣まで、食卓にあふれ返っています。しかも、どれも子どもが好きそうなものばかり。

またカゼインは、牛乳、チーズ、ヨーグルトや生クリームなどの乳製品に含まれています。これもまた、子どもがよく好むもの。

これらの食品を避けることを「グルテンフリー」「カゼインフリー」といいます。

私たちのクリニックではPANS／PANDASに限らず、お子さんから大人まで「グルテンフリー」「カゼインフリー」をおすすめしていますが、お母さん、お父さんから、

「子どもが好きなものばかりで、食べるものがなくなってしまいます」

「うちの子はパンや麺類が大好きなので、やめられるでしょうか」

という質問をよくいただきます。

たしかに「大好きなものを食べさせないのはかわいそう」「うちの子、小麦アレルギーではないし」「パンを毎日食べているけど、何も問題はありません」という声もよく聞きます。でも、検査をしてみると、パンや麺類が大好きで毎食のように食べたがる子や、牛乳やチーズ、ヨーグルトが大好きな子ほど、体内に問題を抱えていることが多いのです。

小麦食品や乳製品をやめられないのには、理由があります。グルテンの「グリアジン」という成分、そしてカゼイン由来の「カソモルフィン」はどちらも麻薬に似た化学構造を持ち、中毒性が高く、食べ続けるともっと食べたくなるのです。

今、目に見えてトラブルがないように見えても、グルテンやカゼインが悪さをして

いるかどうかは、特別な検査をしなくてもわかります。**試しに2〜3週間、食べるのをお休みするのです。**

だるさがなくなった、朝、スッキリ起きられるようになった、集中力がアップした、お腹の調子がよくなった、鼻炎やアトピーが軽減したなど、原因不明の体調不良が改善したという声がたくさんあります。もちろん、免疫力もアップします。

パンが好きなお子さんは米粉パンにしたり、牛乳が好きなお子さんは豆乳にしたりしてみましょう。

朝食は牛乳とトーストとヨーグルトから、ご飯とみそ汁にするなど、なるべくパン食をやめ、米食にするなど献立を和食中心にすれば間違いはありません。小学校以上のお子さんは学校給食があり、ここは制限できませんが、少なくとも朝食と夕食でコントロールできれば、かなり変わってくるでしょう。

グルテンフリー、カゼインフリーは健康な人がやってももちろんＯＫ。むしろ家族で協力して実践すれば、体調がよくなるのを実感できるはずです。

●糖質をなるべく「入れない」

グルテン・カゼインのほかにもう一つ、なるべく避けてほしいのが、糖質を多く含む食品です。

糖質も、グルテン・カゼイン同様に腸の粘膜を荒らします。なぜなら、糖質が腸内でカビのエサになるからです。お腹のカビについては、後ほどお話しします。

糖質を多く含む食品は、グルテンが含まれる食品と重なっているものが多いのですが、甘いものだけではありません。パンや麺類のほか、ご飯（お米）など主食としてとるものにも多く含まれます。

ただし、これらが全部NGだと主食が食べられなくなってしまいます。先ほど和食をおすすめしたように、食べるならグルテンを含む**パンや麺類より、ご飯（お米）のほうがいいでしょう。**

ヒスタミンを増やす食品を避ける

ヒスタミンは、かゆみなどのアレルギーを引き起こす物質です。ヒスタミンが過剰にあると、かゆみをはじめとしたアレルギー症状が出やすくなります。アトピー性皮膚炎などのお子さんは、ヒスタミンなどが過剰に分泌されてしまう、いわばヒスタミンタイプのお子さんです。

実はこのヒスタミンも、脳に炎症を起こしてしまいます。

皮膚でヒスタミンが過剰に分泌されれば、かゆみが発生し、アトピー性皮膚炎やじんましん、湿疹《しっしん》ができる原因になりますが、脳にヒスタミンが過剰に分泌されると、頭痛やめまい、イライラ、不安、不眠といった症状が出るのです。

そのため、ヒスタミンが過剰な状態を避ける必要があります。ヒスタミンは食べ物にも多く含まれています。

青魚（マグロ、カジキ、カツオ、ブリ、サンマ、サバ、イワシ、アジなど）を食べるとかゆくなった、じんましんが出たという話を聞いたことはありませんか。

これは、ヒスタミンからつくられるヒスチジンというアミノ酸が青魚に多く含まれるからです。

そのほか、ヒスタミンを増やす食品を挙げておきます。

チョコレート、日にちがたった肉・魚（熟成肉や干物も含む）、卵、ソーセージ、ウインナー、ベーコン、ハム、トマト、ほうれん草、ナス、アボカド、ヨーグルト、チーズ、牛乳、ナッツ、ドライフルーツ、バナナ、イチゴ、パパイヤ、キウイ、マンゴー、パイナップル、貝類、スパイスなど。

パッと見ると体によさそうなものもあり、また、ウインナーなどお子さんが大好きなものが多いので、ヒヤッとしたお母さんやお父さんも多いかもしれません。

もちろん、これらのすべてを食べてはいけないということではなく、**食べた後のお子さんの様子を見て、かゆがったり、イライラしたり、いつもと違う様子が見られる、これまでの困った症状が悪化するようなら、その食品を避けるようにしてみましょう。**

お子さんが食べたがらないもの、嫌いなものには、理由があります。無理に食べさせないようにしましょう。

ちなみにアボカド、トマト、パパイヤ、マンゴーなどは「南米の呪い」といわれるほど、ヒスタミンが遊離しやすい（結果的にヒスタミンの分泌を促してしまう）食材です。トマトやアボカドでかゆくなったり、のどがイガイガしたりする症状が出るお子さんは多いものです。

また大好きなお子さんが多いチョコレートも、体がかゆくなるなど、ヒスタミンに反応してしまうケースが多く見られます。

食品のカビ毒対策

体の毒素の中でも筆頭に挙げられるのがカビ毒です。カビ毒といっても、カビそのものではなく、カビがつくりだす化学物質のことで、人や動物の健康に悪影響を及ぼします。マイコトキシンとも呼ばれます。

マイコトキシンは体から排泄《はいせつ》しやすい人と排泄しにくい人がいて、かなり個人差があります。PANS／PANDASのお子さんやトラブルの多いお子さんには、マイコトキシンを排泄しにくいタイプが多く見られます。

マイコトキシン対策をしないと、体内の毒素の量にかなりの違いが出てきます。

カビ毒が大量に入っているのが、コーンや小麦などの穀類です。子どもが好んで食べるスナック菓子やジャンクフードなどは、安価な小麦でつくられているため、カビ毒が入っている可能性が高いでしょう。

また、ジュースやデザート類などに必ず入っている「コーンシロップ、ブドウ糖果糖液糖」も要注意。原材料名のラベルを確かめてみると、驚くほど多くの飲料や食品に使われていますよね。そこに使われているコーン（トウモロコシ）自体にカビ毒のリスクが高いのです。なお、マイコトキシンは熱に強いため、加熱しても簡単に除去できるものではありません。

最近、マイコトキシンそのものが免疫系の誤作動を起こすという論文も多く見られます。ＰＡＮＳ／ＰＡＮＤＡＳのお子さんには絶対に避けていただきたいものです。

なお、**マイコトキシン対策は発達障害の症状改善にも有効です**。発達障害のある一定のお子さんたちは、調べるとマイコトキシンの数値が恐ろしく高いのです。

子どもの脳にカビ毒が入ると、文字が読み取りにくくなる特徴があります。鏡文字ばかり書いていた子が、カビ毒の治療をしたら、すっかり改善してしまった例もあります。

カビ毒を吸着するのにおすすめなのがチャコール（活性炭の一種）や八重山クロレラです。

八重山クロレラは各種ミネラルが豊富ですが、インターネットなどでもたくさん商品が出ています。購入するときは、防腐剤やリン酸が入っていないものを選びましょう。リン酸はミネラルを吸着してしまうためです。

●「まな板にのるサイズ」の魚を食べる

重金属が体内に溜まっていると、「ミトコンドリア」と呼ばれる細胞の中にあるエネルギー産生工場の働きが悪くなり、その結果、エネルギーをつくりだせなくなります。そして、エネルギー不足になると、脳や体内の炎症の火消しをすることができなくなってしまいます。

重金属を体内に入れないことがとても重要です。体内に入る重金属の代表といえるのが「水銀」です。

食事でできることは、大型魚をなるべくとらないこと。大型魚にはマグロ、カジキ、サメ、カレイ、ヒラメなどがあります。

大型魚の体内には、水銀が蓄積されています。食物連鎖の上に立ち、小魚をエサにしているため、水銀だけでなく、ダイオキシンなどの環境汚染物質も体内に取り込まれています。

ただ、魚そのものは、ぜひお子さんにも食べてほしい食材。ですから私たちは「マグロ（ツナを含む）、カジキは控えめにしてください」とお伝えしています。

日本人はマグロが好きですし、お子さんも、鉄火巻きなどお寿司は好きですよね。食べるなら頻度を減らし、量を少なめにしてください。

魚を食べるときは、まな板にのるサイズのものを食べる、と覚えておきましょう。具体的にはイワシ、サバ、アジ、サンマ、アユ、ニジマス、サーモン（サーモンは大きいですが、生存期間が短いため）や、シラスなどの小魚もおすすめです。

ただし、先にお伝えしたように、青魚にはヒスタミンが含まれているため、食べるときには鮮度のいいものを食べるようにしましょう。

加工食品より素材そのものを食べる

食品添加物がNGなのは、いうまでもありません。

加工された食品ではなく、なるべく素材そのものを食べることを心がけましょう。たとえば、**ハム・ソーセージ・・ウインナーよりも肉を選ぶ。魚の缶詰よりも魚そのものを選ぶ**。調理済みの総菜よりも、なるべく素材を買って手作りする。

忙しいお母さん、お父さんが毎日100%手作りするのは大変なのもわかっています。しかも添加物を口にしないことなど、今や不可能です。だから、ほんの少しだけでも、できるものだけでも、意識してみてください。

加工食品をとると何が問題なのかというと、圧倒的にミネラル不足になってしまうことです。

ミネラルとは、鉄、亜鉛、カルシウム、マグネシウム、カリウム、リチウムなどの微量栄養素です。生きていくのに必要な栄養素でありながら、体内でつくることができないため、食事からとるしかないのです。

外食やコンビニのお弁当、スーパーのお総菜、レトルト食品や冷凍食品、インスタント食品、数々の加工食品には、まずミネラルが含まれていません。それどころか、そこに含まれている食品添加物が、体内のミネラルを奪ってしまいます。

食品添加物の中でも、とくに発色をよくしたり防腐の目的で使われているのが「リン酸塩」。リンそのものはミネラルですが、私たちの体に欠かせないカルシウムはリンと結合することで体外に排出されてしまいます。カルシウムはマグネシウムや鉄などと連動して働くため、マグネシウムや鉄も一緒に排出されてしまいます。

マグネシウム不足になればイライラして集中力は低下し、亜鉛不足になれば皮膚トラブルが起こりやすくなり、リチウム不足になれば、うつっぽくなります。

ちなみに、食品添加物は、先ほどお伝えしたヒスタミンの遊離も促します。

加工食品の成分表示によく書かれている「うま味調味料」は、グルタミン酸ナトリウムというもの。中華料理やラーメンなどにも大量に使われています。

PANS／PANDASのお子さんは、グルタミン酸にも敏感です。グルタミン酸は、グルテン・カゼインと同じように、腸の粘膜を傷つけます。いずれにしても、なるべく避けることをおすすめします。

わが家の子どもたちのお弁当は、いつも茶色っぽいおかずが多い〝地味弁〟です。カラフルではありませんが、友達には「おいしそうだな～」と言われているそうです（笑）。いつまでもきれいに発色し、腐らず、やわらかい食感を保ち続ける食品には、ミネラルは入っていないのです。

知っておきたい！　わが子は「何を食べると症状が出る？」

第1章でご紹介したように、PANS／PANDASのお子さんは極端な偏食や、食べ方にクセがあります。気に入らないものは食べられないので、どうしても食が細くなる、さらには、そもそも「食べない」という問題も起きてきます。

でも、成長期のお子さんにはエネルギーが必要です。免疫力を高めるためにも、しっかり栄養を入れてあげましょう。食べられないからといって、「食べなさい」というのは現実的ではないため、その子の食べ方のクセに合わせて、食べやすくなる工夫をしてあげる必要があります。

たとえば、朝ご飯を食べられないなら、すぐに食べられるスープご飯にする、やわらかくするなどして少しでも食べるようにする。食べる量が少ないから食べる回数を増やす、補食（おやつ）も工夫するなどしてみましょう。

子どもの食べ物の好き嫌いはわがままなどではなく、意味があることが多いものです。「食べたくない」「食べられない」ものは、何か理由がある可能性があるので、無理して食べさせないようにしましょう。

食べた後にかゆくなる、とくに肛門のあたりがかゆくなるのは（前日か当日食べたものに反応していることが多い）、食べたものが合っていない可能性が高いものです。何を食べたかメモをして、以降はそれを省いてあげましょう。アレルギーの血液検査では出てこないものでも、アレルギー反応が出ていることは珍しくありません。

それから、食べた後に興奮してしまうような場合もあります。それはその食品が、より症状を悪化させてしまうものになっている可能性大です。

うま味調味料と呼ばれるものは神経細胞を興奮させる物質が入っているため、食後に興奮してしまう子どもがいますが、子どもによかれと思って食べさせた果物で興奮してしまう子どももいるのです。

さらに、目の下のクマは、大人なら美容の大敵ですが、子どもの場合はアレルギー反応だったりします。花粉に反応して黒くなる子や、食べ物が合わずに黒くなっている子もいるので、何を食べたかをチェックしておきましょう。

耳が赤くなるのもアレルギー反応です。遺伝的にフェノール類の分解が得意ではないお子さんに多く見られる反応です。

フェノール類に反応した場合は、耳が赤くなっても、かゆみがないのが特徴で、ふわっと赤くなり、しばらくすると消えてしまいます。フェノール類とは、有機化合物の一つで、その代表がみなさんご存じのポリフェノールです。

ポリフェノールは抗酸化作用が強く、健康にいいといわれています。たしかにその通りなのですが、それだけに、そのパワーも強いものなのです。

たとえば、お母さん、お父さんが、よかれと思って食べさせたブルーベリーやブドウ、リンゴを食べたら耳が赤くなったり、赤ら顔になったりした場合、とくに炎症を抑えたい時期は、食べるのを少し控えましょう。

ただし、子どもによって反応するフェノールが違うので、ブドウはダメだけれど、ほかの野菜のフェノールは大丈夫、ということもよくあります。

繰り返しになりますが、お子さんが食べたがらないものは無理に食べさせないほうがいいでしょう。「ピーマンが嫌い」な子にはその理由があるのです。

ここまで読まれた人は、「食べるといいものが書いてあると思ったら、食べないほうがいいものばかり書いてある」と思われたかもしれません。

そうなんです。「何を食べるといいですか?」という質問をよく受けますが、「ステップ1　環境をととのえる」の項と同様、食事の面でも体に毒素を「入れない」ことが大事。

体に負担になるもの、毒素になるものをなるべく入れない「引き算」の食生活――これが家庭で負担なく実践でき、最も効果があるものです。

子どもが買い食いをするような年齢でなければ、毒素が家庭の食卓に並ばなければ、子どもはかなり毒素を「入れない」食生活を送ることができるでしょう。

これまで紹介してきたように、放っておけば、現代の食卓は毒素だらけです。親が子どもの食事をコントロールできる年齢のうちに、体に悪いものはなるべく入れない食生活を実践してみてください。体にいいもの（栄養素）を「入れる」のは、その後でOKです。

ステップ3

お腹をととのえる

「うんちカレンダー」のすすめ

お腹の状態がよくないままでPANS／PANDASの症状が改善することは絶対にないと言いきれます。それほどに大事なことです。

子どものお腹の状態をととのえることは、お子さん本人のやる気も重要になってきます。お母さん、お父さんの協力が必要なことはもちろんですが、何よりお子さん本人の意識を変えて、積極的に「お腹の状態をよくしよう」と思えるように働きかけることが必要で、クリニックでもそのように声かけしています。

「先生一人では菌をやっつけられないから、協力して」と子どもにお願いしているのです。ご家庭でもぜひ、「お母さん、お父さんだけではお腹の菌をやっつけられないから、協力して一緒にやっつけよう！」と言ってあげてください。

お腹の状態を知ることは、敵である菌を知ることでもあります。

そこでお願いしているのが「うんちカレンダー」です。「うんちカレンダー」は、

- 便の回数や便のかたさや形状、量
- お腹の張り
- 子どもの機嫌（体調がよかった、体調が悪かった、メンタル）
- 睡眠（よく眠れた、眠れなかった）

など、その日の心身の状態なども含めて書いてもらうカレンダーです。普通のカレンダーを使用してもいいですし、アプリなどもありますが、お子さん自身が積極的に関われるものにしましょう。

クリニックでは、無料でダウンロードできる「うんちカレンダー」などをプリントしていただき、トイレの壁やドアの内側などに貼ってもらうようお伝えしています。

そうすると、ほとんどのお子さんが頑張ってカレンダーをつけてきてくれるのです。

うんちカレンダーの例

月	火	水	木	金	土	日
1 バナ	2 バナ バナ	3	4 べ	5 べ	6	7
8 バナ	9 カタ	10	11 バナ	12 バナ	13 バナ	14
15 バナ	16	17	18	19	20	21
22 ◎	23 ◎	24 △	25 □	26 △	27 △	28
29 ○	30 ○	1	2	3	4	5

便の状態は、図のように記号で書く子どもや、
バナナ便→バナ　硬い便→カタ　べちょべちょ便→べ
などと書く子もいます。
基本的に、出てない日は、そのまま空欄にします。
親御さんがそのときの体調などもコメントすると、
よりよいうんちカレンダーとなります。

お子さんに説明するときには、ゲームなどにたとえて説明します。

「お腹の中に悪い菌がいるんだよ。うんちの状態がわからないと、どんな敵がいるかわからないの」

「ゲームだって、敵がどんなやつかわからないとやっつけられないでしょ。だから、敵の性格を知るために、うんちがとても大事なの」

トイレに貼ってもらっている理由は、やはり子どもは、どんなに今、自分がつらくても、診察室でいろいろお話をしてくれても、家に帰ると忘れてしまうためです。トイレでうんちをしているときって、手持ち無沙汰ですよね（笑）。だから、忘れずに記入してくれるようです。ぜひお母さん、お父さんも声かけをして、一緒にやってみてください。健康なお子さんでも日々の健康状態を知るのに役立ちますよ。

お腹も「入れない」ことが大事

そもそも、腸が悪いとなぜいけないのでしょうか。いちばんの理由は、**毒素や感染症の原因となる菌を排泄できなくなるから**です。少しくらい食事が乱れても、腸の状態がよければ、便として毒素や菌を排泄できます。

よく「2、3日うんちが出ていないけれど、元気だから大丈夫です」などとおっしゃる親御さんがいらっしゃいますが、便秘は毒素を体内に溜め込んでいることと同じです。イライラなどの精神症状にも大きく影響します。便は毎日、それも1日に2、3回出るのが本当の健康な状態です。

また、腸は食べ物に直接触れる臓器です。腸は口から入った食べ物を消化・吸収するため、何を「入れるか」以上に、何を「入れないか」も重要です。「入れない」食材の代表が、先にご紹介した「グルテン」「カゼイン」「糖質」です。

一方で、**「お腹にいい」といわれているものが逆効果になることもあります。**

たとえば、乳酸菌入りヨーグルトは、カゼインをせっせととり続けることになり、逆効果です。

同じように、発酵食品や食物繊維、オリゴ糖が多い食材も食べさせないほうがいいでしょう。

PANS／PANDASのお子さんのほとんどはお腹の状態が悪く、腸内細菌のバランスが乱れています。お腹の状態がいいときに発酵食品や食物繊維をとるのはいいのですが、腸内細菌のバランスが乱れているとき、これらのものを入れてしまうと、逆に腸内細菌の悪玉菌を増やしてしまうことになり、よけいに具合が悪くなってしまいます。

発酵食品や食物繊維をとってお腹が張ったり、おならが出たりするようなら、まずはこうしたものはとらずに、様子をみてください。お腹をととのえるためには、順番がとても大切です。

まずは、お腹に悪いものを取り除く、入れない

←

お腹にいいものを入れる

みなさんがやりがちな、お腹によさそうなものをとるのは、お腹の調子をととのえた後です。

抗菌作用のある食材・消化酵素が多い食材をとる

抗菌作用や抗ウイルス作用のある食材を使って、お腹に悪い菌を減らす方法もあります。本当に抗生剤が必要な状態の場合もありますが、抗菌・抗ウイルス作用のある食材で、効果的にお腹をととのえることができます。

ニンニク、オレガノ、オリーブなどには抗菌作用があります。イタリア料理に使われることが多いですが、日常的に使わないご家庭もありますよね。

私が患者さんにおすすめしているのは、オリーブオイルに乾燥したオレガノを入れたオレガノオイルです。お肉を焼くときにこのオイルを使っていただくと、さっぱりおいしく食べられますよ。ニンニクはガーリックオイルにしてもおすすめです。

そのほか、ヨモギやマツタケ、サプリメントでは亜鉛などを取り入れるのもいいでしょう。

ここで紹介したものは感染症にかかっていなくても、お腹の悪い菌を増やさないための予防策として取り入れることができます。健康なお子さんでも（もちろん大人にも）悪いことはありませんので、日常の食事に取り入れてみてください。

また、消化吸収のサポートをしてくれる食材をとることも重要です。体に必要なものを食べたら、当然、消化をしなければ吸収できません。食べたものは消化吸収されて初めてエネルギーになります。ところがＰＡＮＳ／ＰＡＮＤＡＳのお子さんは、消化・吸収が苦手な場合が多いのです。

そこで必要になるのは消化酵素です。以下のような消化酵素を多く含む食べ物をとり、消化能力をアップさせましょう。

●プロテアーゼ（タンパク質の分解酵素）を多く含む食材

パパイヤ、パイナップル、ショウガ（生姜）、いちじく、キウイ、玉ねぎ

※ただし、食事の項でお伝えした南国の果物のアレルギーには気をつけましょう。

酢豚にパイナップルが入っていたり、ステーキに玉ねぎソースを使ったりするのは、肉のタンパク質の消化を助けるためです。とても理にかなっていますね。

●アミラーゼ（でんぷん［糖質］を分解する消化酵素）を多く含む食材

大根、かぶ、にんじん、ブロッコリー、酢

大根、かぶ、にんじんなどは、煮物やスープなどで一度にとることもできますね。

●リパーゼ（中性脂肪［脂質］を分解・消化する酵素）多く含む食材

みそ、納豆、アボカド、ほうれん草、大根

油っぽい料理でも、大根おろしを添えるとさっぱりします。脂質をとるときは、みそなどを合わせてもさっぱりおいしく食べられます。

甘いものをやめて、お腹のカビ退治

便秘や下痢を繰り返すお子さんは、お腹にカビがいるのかもしれません。「カンジダ」というカビの一種が腸に繁殖しているのです。

カンジダそのものは常在菌なので、腸内細菌のバランスがいいときは悪さはしません。でも、甘いものをとりすぎると一気に増えて、悪さを始めます。

カンジダは、甘いものが大好物。**カビがいるお子さんほど、甘いものをほしがります。**

食事後、満腹になるほど食べてもいないのにお腹がぽっこり張る子、おならが多くて臭い子、トイレで排便をした後の残り香が臭い子は、お腹にカビがいる可能性大です。カンジダがお腹の中で発酵してガスを発生させ、おならが臭くなったり、うんちが臭くなったりするのです。

お腹にカビがいると、肛門の周囲がかゆくなる子がいます（先述したように、アレルギーで肛門がかゆくなる場合もあります）。突然、お腹がギューッと痛くなる子も、カビがいる可能性が高いでしょう。

また、お腹にカビがあるお子さんは、光がまぶしいとか、音に敏感など、感覚過敏を持っていることもあります。

お腹の調子がよくなると、便もおならも臭わなくなります。カンジダがいると、腸の吸収力が落ちますが、カンジダがなくなると吸収力もアップ。体調もよくなります。

カンジダを撃退するのは、カンジダの大好物を与えないこと。そう、甘いものや糖質をできるだけ入れないことです。

少量のにがり（マグネシウム）をとる

水分をとること、ミネラルをとることも重要です。子どもはとくに大人よりもたくさん汗をかくので、塩分も不足しやすいのです（水分については後ほど触れます）。

ミネラルはいろいろな食材に含まれていますが、よくおすすめしているのが「にがり」です。にがりは、海水から塩を抽出するときにできる液体で、マグネシウムというミネラルが多く含まれています。豆乳を豆腐に固めるときにも使われますね。

PANS／PANDASのお子さんは、自律神経のうち交感神経が優位になりがちで、ドーパミンの分泌も過剰気味なため、興奮性の刺激を受けやすい傾向がありま す。マグネシウムには神経の興奮を抑え、精神を安定させる働きがあるのです。

マグネシウムをとりすぎると下痢になる場合があるので、バランスをみながら食事の中ににがりを取り入れてあげましょう。一方、便秘のお子さんは、便通がよくなります。便秘がちなお子さんの中には、学校に持って行く水筒に、ほんの少し、にがりを入れている子もいます。

にがりのメリットは、液体なのでサプリメントなどと違って微調整がしやすいことです。水や炭酸水に小さじ2分の1くらい入れて飲むと、水がまろやかになります。温かいスープやみそ汁に入れるのもいいでしょう。にがりそのものはしょっぱくて少し苦味がありますが、少量なら何も感じません。

料理に使うのが面倒なら、ご飯を炊くときに大さじ1杯くらい入れてみてください。ご飯がふっくらします。

なお、にがりは化学的に合成されたものが多いようですが、「天海のにがり」（赤穂化成）など、100％海水を使用した天然のものがおすすめです。

ステップ4

ミトコンドリアの働きをサポートする

やる気や集中力がないのはミトコンドリアの機能が落ちているせいかも

私たちの体のエネルギーをつくっているのは、細胞の一つ一つの中にあるミトコンドリアです。ミトコンドリアは、いってみれば「エネルギーの産生工場」。私たちが体を動かし、呼吸をし、脳を働かせることができるのは、細胞内のミトコンドリアの中で酸素を使ってエネルギーに変えているからです。

ミトコンドリアの機能が低下していると、やる気がない、元気がない、引きこもりがちになってしまうこともあります。

筋肉や神経など体の中の活動はすべてミトコンドリアで産生されるエネルギーによって動かされています。そして、そのエネルギーの原料となるのは、食べ物なのです。

やる気がない、元気がないお子さんを見ると、親としては、つい「心の問題」ではないかと考えてしまいがちです。でも、もしかするとそうではなくて、ミトコンドリアの機能が落ちているせいかもしれないのです。

当然、脳細胞の中にもミトコンドリアはたくさん存在しています。**脳細胞内のミトコンドリアの数が少なくなると、脳の機能は低下してしまいます。**

ＰＡＮＳ／ＰＡＮＤＡＳのお子さんは、とくに脳をしっかり機能させるためにも、ミトコンドリアの質と量をどれだけ上げるかがポイントです。

ミトコンドリアがエネルギーをつくりだすプロセスのことをＴＣＡ回路（クエン酸回路、またはクレブス回路）といいます。この回路によって、まるで水車を回しているかのように、エネルギーを生み出しているのです。

エネルギー産生にとって重要なのは、ＴＣＡ回路の水車をいかにスムーズに回せるか、です。

ところが、この回路を邪魔する悪いやつがいます。それが毒素、つまり、有害重金属や殺虫剤、農薬、大気汚染、有機溶剤などです。ミトコンドリアの回路をしっかり回すためには毒素を入れないこと。そして同時にエネルギーとなる栄養をしっかりとることです。

ミトコンドリアが大嫌いなものが3つあります。**「発熱」「感染症」「脱水」**です。体温が上がったり、感染症にかかったり、水分が不足すると、たちまちミトコンドリアの機能が低下してしまいます。

感染症にかかることは、直接的にミトコンドリアに影響してしまうので、日頃から栄養をしっかりとり、感染症にかかりにくい体をつくっておきましょう。

野菜と集中力・記憶力・気力の意外な関係

ミトコンドリアにとっていちばん大切なのは、ミトコンドリアのエネルギーになる3大栄養素の炭水化物、タンパク質、脂質をきちんととること。この3大栄養素をとってこそ、TCA回路がしっかり回るようになります。炭水化物、タンパク質、脂質をとった上で、ビタミンやミネラルをしっかりとることが重要です。

とくに回路を回す要所要所で必要な栄養素がビタミンB群です。ビタミンB群は、豚肉、みそ、レバー、卵などに多く含まれています。

また、脂肪を燃焼させてエネルギーに換え、水車を運搬する役目をしているのが羊や牛の赤身肉に多く含まれているL-カルニチンです。ビタミンB群は、L-カルニチンの補酵素として水車をぐんぐん回していくのに必要なのです。

ミネラルについては、先にも触れたマグネシウムや亜鉛などもとりましょう。

クリニックでは栄養素のお話もしますが、ご家庭では野菜を意識して多めにとることをおすすめしています。

小松菜やブロッコリーなどの緑黄色野菜に多く含まれているのが「葉酸」です。葉酸はビタミンB群の一種ですが、脳の神経伝達物質の代謝に使われます。そのため、葉酸が不足すると、脳の神経伝達物質の代謝経路が回らなくなってしまうので、集中力が落ちる、不安になる、記憶力が低下する、気力が落ちることも……。

葉酸という字の通り、葉物野菜に多く含まれているので、意識してとりましょう。

葉酸をしっかり摂取していただくと、頭が冴えてすっきりしたという例はとても多いのです。

胃酸の分泌が少なくなると、どうなる？

ミトコンドリアの機能が弱いと、胃酸の分泌が少なくなります。これがPANS／PANDASの症状につながる恐れがあります。どういうことか説明しましょう。

たとえば、PANDASのきっかけとなる溶連菌感染症では、喉に菌が存在します。その状態で食べ物などとともにゴクンと飲み込んだら、菌は胃に移動します。そこで胃酸が十分にあれば、殺菌することができます。

ところが、ミトコンドリアの機能が低下して、胃酸の分泌が足りない状態では、溶連菌は死滅せず、結果的にPANDASになってしまうことがあるのです。

胃酸で殺菌されなかった溶連菌は、腸まで届いてしまいます。その結果、便を検査すると溶連菌がたくさん検出されることがあるというわけです。

さらに、胃酸が少ないとミネラルの吸収も悪くなるため、せっかくミネラルをとっても、その効果が得られにくくなってしまいます。

ステップ5
解毒する

薬味やハーブ、スパイスで毒素を排出する

毎日の生活の中で、毒素を排出していくことも大切です。

先ほどお伝えした「お腹をととのえる」という意味で、排便は体に溜まった毒素や老廃物をデトックスする最大の経路ですが、肝臓と腎臓も重要な解毒器官です。

ここでは肝臓の働きを高め、解毒をサポートしてくれる食材についてご紹介しましょう。

解毒作用のある食材は、ズバリ、薬味や香味野菜、ハーブ、スパイスといわれているものです。

たとえば、ネギ、ショウガ、シソ、ミョウガなどの薬味、ニンニク、玉ネギ、パセ

リ、ミント、シナモン、バジル、パクチー、ウコン（ターメリック）などのハーブやスパイス類です。これ以外にも、クローブ、オレガノ、ローズマリー、サンフラワー、コリアンダー、クルクミン、セージ、タイム、ブラックペッパー、ローリエなどなど、たくさんありますよね。

スパイスやハーブ類は、脳の状態をととのえてくれる作用もあります。脳の炎症を抑えてくれるだけでなく、情報処理能力を助けたり、精神を安定させたりする作用も期待できます。

ただ、香味野菜やハーブ、スパイスは苦手なお子さんもいるでしょう。肉の下味に使うと、子どもでも食べやすいようです。

わが家ではハーブやスパイスを肉にまぶして寝かせておいてから焼いたり、唐揚げの下味に使ったり、インド風の鶏の照り焼きにしたりしています。子どもたちはよく食べてくれます。

また、「五香粉（ウーシャンフェン）」という中国のミックススパイスを使うと、中国風の照り焼きになります。五香粉はブリの照り焼きに使っても、魚の臭みがとれて、おすすめです。

カレーは市販のカレールーではなく（グルテンが多いため）、カレーパウダーやウコン（ターメリック）を使ったサラサラのスープカレーにしたり、ひき肉にスパイスやハーブを入れたキーマカレーにしたりすると、子どもは喜んで食べます。

また、ダンデライオン（タンポポ）は、肝臓の解毒作用、とくに肝臓のグルクロン酸抱合《ほうごう》（肝臓の解毒プロセスの一つで、毒素にグルクロン酸を結合させて水溶性にして体外に排出させやすくする）を助けてくれます。

少しクセのあるお茶ですが、お子さんが嫌いでなければ、タンポポ茶を飲むのもおすすめです。

水をたくさん飲んで毒素を排出する

次に腎臓の解毒についてです。〝腎臓の解毒〟の鉄板は、なんといっても「水」です。水は多ければ多いほどいいのです。トイレのたとえで恐縮ですが、トイレの汚れを洗うとき、たくさんの水でじゃーっと流すときれいになりますよね。汚れ＝毒素とすると、水が少なければ毒素はきれいになりません。

1日に飲ませたい水の量は1～1・5リットルです。これは食事に含まれている水分を含みません。一度に飲む必要はなく、1日かけてゆっくりこまめに飲むことで、デトックス効果が高まります。小学校以上のお子さんは、今、学校に水筒を持っていくことが多いと思うので、水を入れてこまめに飲むようにさせてください。

子どもは大人よりも水をたくさん飲むイメージがあるかもしれませんが、私たちが子どものころと比べて、今は水を飲む機会が減っているような気がします。その代わり、喉が渇けば清涼飲料水を飲んでしまうことが多いのではないでしょうか。

清涼飲料水を飲むと、お腹のカビを増やすだけ！〝甘い飲み物〟は水分ではあっても、解毒の助けにはなりません。

飲み水はミネラルウォーターである必要はありませんが、ご家庭では水道の蛇口に浄水器をつけて、きちんとろ過されたものを飲んでいただければ、と思います。

あまり「水」を飲みたがらないお子さんには、レモン水やハーブティー、番茶やルイボスティーもデトックス効果が高く、おすすめです。

レモン水は手作りが簡単です。わが家ではレモンを使った手作りスポーツドリンクを常備して冷蔵庫に入れ、子どもがいつでも飲めるようにしています。塩と糖分が入っているため、水分の吸収をアップしてくれます。

手作りスポーツドリンク

・水　1リットル
・ミネラル塩　おいしいと感じる程度（3～5g）
・レモンの搾《しぼ》り汁（農薬が使われていない国産のもの）　大さじ2～3
・アガペシロップ　大さじ3

アガペシロップはアガペの樹液でつくられた甘味料。たくさん入れずに、少し甘みをつけて飲みやすくしたいときにおすすめです。オーガニック食品のお店や、インターネット通販でも購入できます。

●脳の細胞膜に欠かせない「いい油」をとる

脳の約60％は脂質で構成されています。細胞膜も脂質で構成されています。脳の成長期である子どもにとって、いい油をとることはとても重要になってきます。PANS／PANDASは脳の炎症なので、脳の細胞膜をいいものに切り替えるためにも良質な油が必要なのです。

良質の油の代表は、オメガ3系の不飽和脂肪酸《ふほうわしぼうさん》です。

具体的には、イワシ、サンマ、サバなどの青魚に含まれるDHA、EPAなどの魚油（フィッシュオイル）や、亜麻仁油《あまにゆ》、エゴマ油、シソ油などに含まれるα-リノレン酸などがあります。

これらのオメガ3系のオイルを積極的に毎日の食事に取り入れていきましょう。オメガ3系オイルは酸化しやすく熱に弱いため、加熱調理には向きません。仕上げに振りかけるか、ドレッシングなどにして生でとりましょう。

なお、青魚は高ヒスタミン食品なので、食べる際には注意が必要です。そのためオメガ3系脂肪酸のサプリメントをとる選択肢もあります。

●シャワーよりお風呂でデトックス

毒素を排出する方法として、「汗をかくこと」があります。重金属や化学物質は、便や尿として排出できますが、有機溶剤は汗からのほうが出やすいのです。

運動をして汗をかくことはとてもいいですし、毎日の入浴も、ぜひ最高のデトックスタイムとして利用しましょう。

夏でも入浴はシャワーで済ませず、湯船につかり、毒素を排出しましょう。できれば、ぬるめのお湯に10分以上ゆっくりつかって、汗がじんわり出るようにしてください。

湯船に「重曹」を入れると、発汗を促す作用があり、美肌効果まで得られます。重曹のほかにおすすめなのが「エプソムソルト」です。ソルトという名前がついていますが塩ではなく、硫酸マグネシウムです。欧米人の間では3000年前から解毒作用があるとされ、長く入浴剤として使われています。湯船に入れると発汗作用があり、マグネシウムが皮膚から吸収されるので、ミネラルが補えます。エプソムソルトは大きな薬局やインターネット通販などで比較的安価に購入できます。

ステップ6 免疫アップ

細胞から元気になるために

6つのステップの最後は、免疫アップです。

新型コロナウイルスの自粛生活で外遊びをする機会がすっかり減ってしまった分、感染症にかかりやすくなってしまったお子さんが増えています。そうでなくても、今は子どもたちが思いっきり体を動かして遊べる場所が減っています。

前にお伝えしたように、外遊びをして汗をかくことで解毒になり、同時に免疫もアップします。

免疫でいちばん重要なのは、やはりエネルギーです。「ミトコンドリア」のところでも触れたように、エネルギーを生み出す力は、生きる力に直結しています。

では、エネルギーをいちばん消費するところはどこなのでしょうか。筋肉？　それとも脳でしょうか。最近の論文では、免疫と脳、解毒の3つがエネルギーを多く消費するといわれています。

免疫細胞でエネルギーを消費するというのは意外かもしれませんね。たとえばよく、「冬になると風邪を引きやすくなる」「寒かったから風邪を引いてしまった」といわれることがありますね。でも、考えてみてください。ウイルスがたくさんいるわけでもないのに、「寒い」となぜ「風邪を引く」のでしょうか。

寒くなると体温を上げるためにエネルギーが必要になります（厳密にはATPとい い、ミトコンドリアで生成され、「生体のエネルギー通貨」ともいわれています）。体温を上げるためにATPが使われてしまうと、免疫細胞が使いたい分のATPが減ってしまいます。

免疫細胞のATPが下がっているとき、体内に菌やウイルスが侵入してくると、菌やウイルスなどの病原体と戦うエネルギーが不足してしまい、風邪を引いてしまうことがある。これが、体が冷えると風邪を引いてしまうメカニズムです。

要するに、免疫をアップするには細胞内でATPをしっかりつくらなければなりません。

そのためには「ステップ4　ミトコンドリアをサポートする」のところでご紹介したように、食べ物から炭水化物・タンパク質・脂質の3大栄養素をしっかりとる必要があるのです。

1日15分の外遊びでビタミンDを補給する

もう一つ、免疫アップに欠かせないのがビタミンDです。ビタミンDは免疫を調整する働きがあり、免疫に対する過剰な反応を抑制します。

日本人は絶対的にビタミンDが不足しています。ビタミンDは食品から十分な量を摂取することが難しいこともありますが、よりビタミンD不足を深刻にさせているのが、紫外線不足です。

紫外線を浴びると、体内でビタミンDが生成されますが、外遊びをしなくなったこと、そして紫外線の害が知られるようになってから、大人はもちろん子どもたちも紫外線を浴びる機会が減ってしまいました。

だからといって、長時間にわたって、紫外線を浴びなさい、といっているわけではありません。厚労省は、両手のひらだけでいいので、1日に15分だけ日光浴をすれば、十分なビタミンDがとれるといっています。お子さんなら、ハーフパンツをはいたひざから下だけ、15分浴びるのもいいでしょう。

難しく考えなくても、外遊びを15分すればいいのです。日向ぼっこでもいいですし、親子で散歩してもいいでしょう。日陰なら30分ぐらい遊べば十分です。これなら紫外線の害を気にすることなく、ちょっと意識するだけでできますね。

60%できればOK!

6つのステップに分けて紹介してきましたが、すべてを完璧にやる必要はありません。私はいつも、「60%できればOK!」とみなさんにお話ししています。

体に悪いものは入れないようにしよう、体にいいものだけ入れようと頑張りすぎてしまうと、生活が窮屈になってしまいます。

食事に関していえば、忙しい毎日、スーパーで総菜を買ったり、コンビニ食を食べたり、外食をしたりすることもあります。便利なものは取り入れつつ、無理なく続けていくことが大切です。

長く続けるためには、続けられるやり方を見つけることも大切です。

たとえば、平日は気をつけるけれど、週末は好きなものを食べるとか、1日のうち2食は気をつけるなどとすると続けやすいようです。外食をしてしまった翌日は気をつけるというやり方でもOKです。

家族みんなで協力し、みんながラクに続けられる方法を見つけながら、トータルで60％達成できるといいですね。

コラム

抗生剤のパラドックスの話

PANS／PANDASにおいては、「お腹をととのえる」ことが非常に大事ですが、ここで疑問に思う人がいるかもしれません。

PANS／PANDASの治療には、抗生剤が処方されることがあります。ですが、抗生剤を飲むと下痢をする、または逆に便秘になるお子さんが一定数います。ほかにも、頭痛がしたり、湿疹が出たりするケースもあります。

「お腹をととのえることが大事なのに、抗生剤を飲んだら、お腹の具合が悪くなる。だったら抗生剤を飲まないほうがいいのでは……」と。

お子さんが抗生剤を処方されるとき、整腸剤も一緒に処方されたことがある経験はありませんか。

抗生剤を服用すると、病原菌だけでなく、害のない菌まで排除してしまうことがあります。腸内の善玉菌が減り、腸内フローラ（腸内細菌叢《そう》）のバランスが乱れてしまうために、一緒に整腸剤が処方されるのです。

この抗生剤による矛盾について、どのように考えるべきなのでしょうか。

基本的な考え方としては、抗生剤で腸内フローラが乱れたとしても、やっつけたい菌をやっつける、というメリットのほうを選びます。なぜなら、抗生剤によってほかのよい菌が死んでしまったとしても、よい菌は後から補うことによって調整できるからです。

下痢の症状が出てしまったとしても、お腹をととのえ直すことはできます。それよりも、PANS／PANDASの症状を出してしまう目の前の大きな敵をやっつけるのが先決。免疫がやっつけることができないのなら、外の力を借りて治療を優先することがあるということです。

第4章

こうして子どもは変わりだす

PANS／PANDASを克服した子どもたち

第4章では、実際にクリニックを受診しPANS／PANDASが改善した5人の子どもたちのケースを紹介します。

※個人が特定できないように配慮して紹介しています。

ケース1 手足口病になってから、おしゃべりができない・偏食・トイレに行けなくなった3歳女児

Aちゃんは3歳の女の子で、手足口病に感染しました。手足口病はその名の通り、手のひら、足の裏、口の中に発疹や水疱《すいほう》ができる病気です。

5歳以下の子どもがかかることが多く、原因となる主なウイルスは、コクサッキーウイルスやエンテロウイルスです。保育園など集団生活を送っている中で感染が広がることも多く、お子さんがよくかかる、ありふれた感染症です。

Aちゃんも最初は手や足、口に発疹ができていて、いったんは落ち着いたものの、翌月、その発疹が全身に広がってしまいました。その途端、発語が減ってしまったのです。

それまでは3歳という年齢にしては、よくおしゃべりをする子だったといいます。

お風呂に入ると、いつも「シャワーがジャージャーしてるね」など表現豊かに話してくれた、とお母さんはおっしゃっていました。

お母さんにしてみれば、急にしゃべらなくなったのは、口の中にできた発疹が痛いせいだと思っていました。でも、手足口病が落ち着き、話しかけても「ん〜」と言うばかり。おしゃべりがぐんと減ってしまいました。もう口も痛くないし、ご飯も普通に食べられるはずなのに、相変わらずおかゆしか食べてくれません。おかゆ以外のものを口に入れると、ウエーッと吐き出してしまいます。

お休みしていた保育園に登園し、お母さんが「じゃあね」と行こうとすると、「嫌だー！」と泣き崩れてしまうようになりました。それ以来、何かにつけて、泣きわめき、かんしゃくを起こすようになってしまったのです。

また、太陽の光がまぶしいと言っては、外に出たがらなくなりました。手が離せないときに時々見せているタブレットは、びっくりするくらい真っ暗な画面で見ています。光に過敏になってしまったのです。

まだまだ異変は続きます。

トイレトレーニングはほぼ終わっていたのに、家でも外でも、お母さんがそばにいないとトイレに行けなくなってしまいました。

そのうえ、ひどい頻尿《ひんにょう》になり、1時間おきに「トイレに行く」と言って聞かないのです。「さっきも行ったよね。もうおしっこ出ないよ」と言ってもダメ。「おしっこ、おしっこ」とあまりに騒ぐので、小児科に行きましたが、調べてもらっても膀胱炎ではありません。

急に話さなくなったのは、心の問題なのではないかと相談しても、病院では「まだ3歳ですし、様子を見ましょう。そういうこともありますよ」と言われるだけ。でも、いくらたっても、状況はまったく変わりません。そこでクリニックを訪ねていらっしゃったのです。

話をお聞きして、おそらくPANSだろうと診断しました。ただ、手足口病の原因となるウイルスには特効薬はありません。だから、免疫を高めてあげるしかありません。

まずはお腹の調子をととのえて、家でうんちの状態を観察してもらいました。水分もしっかりとってもらいました。

先に、ミトコンドリアが大嫌いなものが、「発熱」「感染症」「脱水」の3つだとお伝えしました。この3つがあると、ウイルスと戦うエネルギーがなくなってしまいます。免疫を高めつつ、水分をとることもとても重要です。

言葉かけも大切です。不安になっているときに「トイレはもう一人でできるでしょ」「できるからやってごらん」などと叱咤激励しても、何一つ変わりません。お母さん、お父さんには、Aちゃんが不安になりやすい状態だということを理解してもらい、「よくやっているね」「よくできたね」など、寄り添い、安心感を与える言葉をかけてもらうようにしました。

また、太陽がまぶしいという光過敏については、お母さんと一緒におしゃれなサングラスを買ってもらい、その上で外遊びもしましょう、とお伝えしました。外にも出ずに家に閉じこもっていては、免疫を高めることができなくなってしまうためです。

Aちゃんはとても素直なお子さんで、サングラスをつけて三輪車に乗って外遊びをしてくれるようになりました。Aちゃんの場合は、第3章の6つのステップを実践しつつ、ほとんど治療らしいことはせず、抗生剤も使わずに3カ月ほどで困った症状がすっかり落ち着いてしまいました。

3カ月ほどたったとき、急に「トイレ、一人で行ける」と言ってトイレに行きまし

ってきました。

た。言葉も少しずつしゃべるようになり、ゆるやかに元のおしゃべりなAちゃんに戻っていきました。

一時は何が起きたのかわからず、本当に悩んだとお母さんはおっしゃっていましたが、後で振り返ると、「あれはなんだったんだろう」というほど元気に。

数年前に診たお子さんですが、あれ以来、クリニックにはいらっしゃらないので、今でも元気に過ごされているのでしょう。

お子さんによって個人差もありますし、感染症の種類によっては抗生剤が必要になるケースもありますが、生活習慣を見直しただけでよくなってしまう好例でした。

Aちゃんのような状態になってしまった場合、親御さんによっては、お子さんを叱ってしまう場合もあります。Aちゃんはまだ3歳のお子さんだったのでそこまででではありませんが、これが年長さんや小学校低学年くらいのお子さんだったら、

「しっかりしなさい、もう病気も治ったんだから」

「こんなことも一人でできないの？」

などと厳しく言ってしまうこともあるかもしれません。だからこそ、感染症でこの

ようなことがある、ということを大人が知っておくことは、意味があると思います。

ケース2 溶連菌がきっかけで、かんしゃく・夜尿・学力低下が起こった小学校低学年女児

弟さんが溶連菌感染症にかかってしまったのをきっかけに、お姉ちゃんである小学校1年生のBちゃんも、だるい、少し喉が痛いなど、調子が悪くなってしまいました。

当然、Bちゃんも溶連菌に感染したと思い、ご両親が小児科に連れて行って検査をしてもらいましたが、喉の検査は陰性でした。

弟のように高熱が出るわけでもないので、普通に過ごしていたのですが、そのあたりから、Bちゃんは朝学校に行く準備をするころにシクシクと泣き始めるようになりました。

洋服がチクチクすると言ってはかんしゃくを起こし、洋服を脱いでしまう。急に夜尿が見られ、頻尿にもなり、不安がとても強くなりました。お母さんがちょっとゴミ出しに外に出ているだけで、「お母さん、どこー！　お母さん、どこー！」と大声で泣き叫びます。

勉強面でも影響が出ました。今までできていた簡単な足し算や引き算がわからなくなってしまいました。

後から振り返れば、ということになりますが、溶連菌感染症の検査で喉をチェックしても、そのタイミングによっては溶連菌が見つからない場合もあります。Bちゃんの場合もそうだったのでしょう。

すでにご説明したように、溶連菌が原因の場合は「PANDAS」といいます。溶連菌に罹患してしまうと、大脳基底核が攻撃されてしまいやすいため、ほかの感染症のPANSの子たちよりも、より不安感が強く出てしまうことがよくあります。

最初の小児科の検査で溶連菌が検出されていれば抗生剤が処方され、Bちゃんの困った症状は出なかったかもしれません。溶連菌が陰性だったがゆえに、「弟さんが溶連菌で、症状も似ていますけれど、陰性ですから、お薬（抗生剤）は大丈夫ですよ」と言われてそのままになり、症状が出てしまったというわけです。

Bちゃんの場合はかんしゃくと小学校への行きしぶりがひどくなってきたことから、クリニックを受診されました。再度、喉の検査をしましたが、やはり溶連菌は陰性。でも便の検査をすると、溶連菌がたくさん検出されました。そこでようやく

PANDASとわかりました。

ただ、抗生剤をすぐに処方したわけではありません。まずは食生活の改善からスタートです。毎日のことですから地道に続けなければいけませんし、大変といえば大変ですが、やることはグルテンフリー、カゼインフリーであったり、食事の中に薬味などを多く入れて解毒をしたり。ミトコンドリアサポートとしては、食事指導に加えてサプリメントを服用してもらいました。

その後、抗生剤で治療をしましたが、Bちゃんの場合、不安感が強く、あちこちに当たり散らすなどかんしゃくの状態がかなりひどかったため、一時的にステロイドを使った治療もしました。

すると、2週間後、ご両親も驚くほど改善してしまいました。「あのかんしゃくはなんだったの？」というほどです。不安感は若干残っていましたが、頻尿もなくなりました。今、Bちゃんは5年生になりましたが、当時のことはほとんど覚えていないようで、元気に学校に通っています。

ケース1のAちゃんもそうですが、PANS／PANDASでは頻尿になることがかなりの確率で高くなります。その理由はまだ明らかになっていません。ただ、1

時間おきにトイレに行きたがるとか、親も滅入《めい》ってしまうほどの頻度になるのが特徴です。

たいていは膀胱炎か何かの病気を疑って小児科で尿検査をしますが、結果は陰性です。そうなると、決まって言われるのが「ストレスですね」「気にしすぎでしょう」という言葉。「リラックスして安心させてあげてください」などと言われても、どうにもならなくて、お母さん、お父さんは困ってしまうのです。

実際、小さな子どもがストレスから頻尿になることは、まず考えられないでしょう。ですから、頻尿の陰にPANS／PANDASの可能性があることも頭に入れておいていただけたらと思います。

Bちゃんは、むしろ不安の症状が強かったのが不幸中の幸いだったのかもしれません。なぜかというと、不安症状が軽く、ちょっと学校への行きしぶりが見られる程度だと、「学校に行くのを嫌がる」↓「きっと学校で何かあったのではないか」「いじめられているのではないか」と大人は考えがちで、炎症があることは見過ごされ、炎症が長引いてしまうからです。

挙げ句の果てには、学習面に影響が出てくると、「学校に行かなくなったから勉強がわからなくなった」などと、ますます誤った方向に進んでしまうことにもなりかねません。

このように、親もあれこれ迷走してしまい、よけいに症状が複雑になったPANS／PANDASのお子さんを診るケースが最近増えてきています。PANS／PANDASというものがある、ということを親が知っているだけでも、迷走をしないで済むお子さんもいるのではないかと思うのです。

ケース3

いつの間にかチック症・こだわりの強さ・学習障害・パニック症があった小学校高学年男子

クリニックにお母さんと一緒に来た小学6年生のC君は、首をちょっと振るようなしぐさをしていました。これはチックの症状の一つです。見ればすぐにチック症だとわかったのですが、お母さんはまったく気づいていないようでした。

「この子、前髪が嫌いなんですよ」と、お母さん。

お母さんには、前髪が気になって首を振っているように見えていたのですね。また、同じように手首を振るしぐさも見られました。どちらも、お母さんにはちょっとしたクセにしか見えていなかったようです。

「そんなに勉強もしないくせに、手が疲れているみたいなんですよね」

首振りや手の振りがチックの症状であることを説明しましたが、いつから出てきた症状かはまったくわかりません。クセだと思って気にしていなかったので、気づいたらそうなっていたということでした。

本書でもPANS／PANDASの症状に「突然に」「急に」とあることは、すでにお伝えしましたね。でも、いくら親だからといって、逐一気にしていることはできません。だから、C君の場合は、子ども本人も、家族も知らない「突然」というものがあるという症例です。

そもそも、受診に来た理由が、「ウェッウェッ」というボイスチックがあることでした。これは学校からも指摘されたようで、スクールカウンセラーさんから「おそらくストレスだと思います」と言われたことから、お母さんも「この子にどんなストレスがあるのか」と気にするようになりました。そこでまず思い浮かんだのが宿題。

クリニックで私にこれまでの状況を伝えるとき、お母さんは隣にC君がいるのに「うちの子、すごいバカで、バカなのに学校が大好きなんですよ」とおっしゃいます。「学校が好きだけどバカなので、宿題がストレスでウェェッって声が出るんだと思って、学校に頼んで宿題を免除してもらったんです。それなのに、ウェッウェッって止まらなくて、病院に行ったほうがいいと学校から言われたんです」とも。

そこから、C君のこれまでのお話をさかのぼって聞いていきました。

「この子、すごく神経質なんです」といってお話をされたのは、C君が小学校3年生のときのこと。小学3年生で習う漢字に、「死」という字があります。これがC君には耐えられませんでした。「死」という漢字が出てきた途端、その教科書を投げ捨ててしまったそうです。「死」という漢字が載っているだけで、その教科書を持てなくなりました。

そして、強烈なこだわりも出始めます。お父さんが仕事から帰宅するときのパターンが毎日同じでないと気が済まないのです。

お父さんが「ただいま」と言ってドアを開け、C君が「おかえり」と言ったら、お父さんは初めて玄関に足を一歩踏み入れることができます。ところが、「おかえり」という前に足を踏み入れてしまうと、C君は大パニックになってしまうのです。

でも、時々疲れて帰宅してくると、つい忘れて玄関に入ってしまうことがあります。すると1時間くらいパニックが続くので、「なんとかしてくれ！」と父親まで激怒。お母さんはクタクタです。

またC君にとって、お風呂も恐怖でしかありませんでした。髪の毛を洗おうとしてシャワーがかかり、目をつぶるだけで大騒ぎ、「背中に誰かがいる気配がする」と言って怖がるのです。「お風呂なんて入らなくても死にはしないから、入れなくていいですよね」とおっしゃっていましたが、入浴（湯船につかること）は解毒のためにも絶対必要です。

これまでのケースと同じように、トイレに一人で行けない、偏食がある、学習障害もある、それから皮膚過敏もあったので、体育の時間に半袖になるのを嫌がり、長袖を着たがる……もう家族がみんな苦しくて、「この状況をなんとかしたい」と追い込まれていらっしゃいました。

私はお母さんに一つずつ説明しました。

「この子のせいではないんです、性格でもないいんです。この状態が一生続くわけではありません。一つずつやっていきましょう」と。

環境をととのえ、食事を見直し、お腹の調子をととのえ、一つずつやってもらいました。

するると、少しずつよくなっていきました。「死」と書いてあっても教科書が持てるようになり、教科書を読めるようになりました。まだチックは残っていますし、何か予期せぬことがあるとパニックにもなります。でも、勉強も楽しくできるようになって、おばあちゃんに手紙を書くなど、C君本来の、穏やかでやさしい性格が垣間見えるようになってきました。

高学年になると英語の授業がありますが、英語もできるようになってきました。PANS／PANDASの症状があるときから習ってきた漢字よりも、症状が軽減されスッキリした頭で新しく習い始めた英語のほうが頭に入りやすいというのです。

家族にも変化が出てきました。C君のこだわりの強さにイライラすることもありましたが、お父さんが帰宅するときには、前もってお母さんがLINEなどで連絡し、「今日、（C君が）ちょっと調子が悪そうだから、大きな声で『ただいま』と言ってね」と伝えておくなど、夫婦の連携がとれるように。

お風呂のときも夫婦で分担して、C君が入っているときに話しかけてもらい、恐怖を感じることのないようにしました。

それまでは、お母さんはすべてにおいて、「この子は本当にストレスに弱くて」「怖がりなので」などと理由をつけて説明していました。でも、この子のせいではない、この子の性格ではないと理解できたことで、夫婦で協力してC君を理解しようという姿勢に変わっていったのです。

最初はC君の前でダメ出しばかりしていたお母さんも、「もうやるしかない」と腹をくくり、やる気になってくださったのです。

いってみれば、PANS／PANDASのお子さんは、たまたまキャッチボールで受け取ってはいけないボールをキャッチしてしまったようなもの。周囲の大人が協力しながらそのボールを手放すサポートをしてあげること。それができれば、もともとその子が持っていたポテンシャルが引き出されるのです。

C君の場合は、PANS／PANDASのきっかけがはっきりしないケースでしたが、便を調べたところ、溶連菌のPANDASだけでなく、クレブシエラ菌やシトロバクターといった、ほかの悪い菌もたくさん見つかるなど、PANSもありました。アレルギー体質のお子さんにありがちなのですが、おそらく、もともとお腹が弱いタイプで腸に問題を抱えていたのでしょう。お話を聞くと、ジャンクフードが大好きでよく食べていたそうで、これも腸内細菌に影響します。

学校の先生にも理解していただきながら、連絡帳などを使って連携をとるようにしました。PANS／PANDASのお子さんは、かゆみなどのアレルギー反応を引き起こすヒスタミンを分解しにくい、いわゆるアレルギー体質のお子さんであることがほとんどです。

C君もアレルギー症状が出ているときは、PANS／PANDASの症状も悪化します。

とても敏感になるため、教室の前のほうの席に座っていると、先生が話す言葉がすべて自分を非難しているように感じて怖くなってしまうこともあります。そんなときも、学校と連携がとれていれば、先生に、

「花粉の時期になると、音に敏感になることもありますので、席を後ろのほうに移動していただけますでしょうか」

などと連絡帳で伝えるのです。

塾にも行けるようになり、そこでも連携をとっています。塾の先生には、私がノートでお伝えすることもあります。

たとえば、

「今、少し炎症が強い時期なので、新しいことではなく、以前できていたことを復習として繰り返し勉強して安心させてあげてください」

とか、炎症がとれてくると、

「今、症状が落ち着いているので、新しい問題にもぜひチャレンジさせてあげてください」

というように。交換日記のような感じで、周囲の大人が温かく見守りながら、しっかりサポートしています。

C君は今現在、だんだんよくなってきている過程にあります。

なお、C君の場合は学校の先生にも塾の先生にもPANS／PANDASのお話をしていますが、ほかのご家庭では、あえてPANS／PANDASのことは言わずに「〝炎症がある〟と医師から言われています」と説明して対応してもらっているケースもあります。

学校とのやりとりはケース・バイ・ケースですので、信頼関係を保ちながら、協力してやっていけるといいですね。

ケース4

やめさせようとするとパニックになる「独り言」と「一人時間割」に家族が困っていた中学生男子

「朝から晩まで独り言が止まらない」「やめさせようとするとパニックになる」というご相談があったのは、中学1年生のD君です。小学校からずっと、支援学級に通っています。

D君の独り言は、単なる独り言とは違います。子ども向けアニメ番組の話を全部記憶して話し続けるのです。独り言をひと通り言うと落ち着くのですが、授業中もずっと話しています。

症状としてはケース3のC君と同じように、首を振る、手を振るチック症がありま す。また、自分で決めた通りの順番で、その時間割通りにやらないとパニックになるため、学校に行っても、〝自分の時間割〟で行動していました。

学習面では、左右を反転させて書いてしまう鏡文字が見られ、四則計算（足し算、引き算、かけ算、割り算）ができず、時計も読めないのですが、漢字は大好き。四字熟語はスラスラと書いてしまいます。

D君にはしっかり者の小学生の妹さんがいます。これまでのケースのお子さんと同様、とても不安が強いので、布団を並べて一緒に寝ることで、安心しています。妹が隣にいると眠れるようで、私が「どう？　最近、一人で眠れている？」と聞くと、「妹が臨海学校に行っているので、寝れません」などと言うほどなのです。

D君は、家の中にも怖い場所がありました。家の廊下です。廊下を歩くと背中がゾクゾクしてしまうので、背中を壁にぴったりとくっつけるようにして歩いています。途中でドアがあったりして壁が途切れてしまうと、とても怖がるそうです。

もともと自閉傾向があり小学校から支援学級に通っていたため、いつから具合が悪くなったのか、きっかけはわかりません。ここまでもお話ししてきたように、どこまでがＰＡＮＳ／ＰＡＮＤＡＳで、どこからが発達障害か分けられるかと言うと、正直なところ、難しいものです。

その中で独り言が急に増えてきて、学校でも止められず、支援学級でも「もう少し独り言のボリュームを下げられないでしょうか」と相談をされるほどになってしまったのです。

お母さんは「どうせ独り言を言うんだったら、もっと頭がよさそうなことを言ってくれればいいのに」などとお子さんの前でおっしゃっていました。これも親御さんあるあるなのですが、毎日毎日お子さんの症状に付き合っていると、とくに、お子さんが小学生以上の場合、だんだんお子さんに対して毒舌になってきます（笑）。

はたから見ると、もう少しやさしい一言をかけてあげても……と思いますが、毎日サポートしているお母さん、お父さんの苦労もわかります。これが3歳児なら、まだ生まれて3年なので頑張れるのですが、5年、10年と続いてくると、毒を吐きたくなってしまうこともあります。

でも、症状が改善して本来のお子さんのよさが表れてくると、「ごめんね、本当にごめん」「今まで、きついこと言っちゃって、悪かった」などという言葉が出てくるようになります。

D君のお腹の検査をすると、なんと寄生虫がいることがわかりました。何がきっかけなのかは不明でしたが、お腹の調子をととのえながら寄生虫の治療をしたところ、独り言はピタッと止まりました。

D君の独り言は、虫がしゃべらせていたのかもしれません。でも、またしばらくすると独り言が復活。お腹の調子が悪いので、おそらくまたなんらかの菌か寄生虫が悪さをしたのかもしれません。このように、PANS/PANDASについては、残念ながら一度よくなっても、症状が戻ってきてしまうことがあります。

しかし、そのほかの症状に関しては、かなり改善しました。

〝一人時間割〟へのこだわりはなくなり、まだ少し不安は残るものの、普通に家の廊下を歩けるようになり、一人で眠れるようになりました。

このように症状が改善してみると、実はもともとその子のこだわりはそこまで強かったわけではなく、不安でもなかったことがわかります。

理解力もアップし、単純な四則計算ができるようになり、鏡文字もだいぶ減りました(時計を読むのはまだ難しいようです)。

支援学級に通ってはいますが、少しずつ炎症がとれていくことによって、学力もアップしてきて、一人でできることも増えてきています。

今、D君は、電車に乗って一人で塾に通っています。「電車に一人で乗るなんて、怖がって絶対に無理です」とお母さんがおっしゃっていたのに、すごい変化です。しかもD君が自分から「塾に行きたい。勉強したい」と言い始めたのです。彼のペースでゆっくり勉強を教えてもらっています。

ケース5 急にキレやすくなり、みそ汁のネギに激怒。字が読めなくなり靴紐も結べなくなった高校生男子

高校生のケースです。E君は胃腸炎を起こしたのをきっかけに、イライラがとてもひどくなりました。もちろん、胃腸炎がきっかけだとわかったのは後々の話で、当時は急にイライラし始めた、という印象だったようです。

みそ汁にネギが入っているのが許せない。スープに細かいネギが入っているだけで激怒します。気に入った食事でないと食べません。

なぜ、キレているのか、お母さん、お父さんにはまったくわかりません。高校生男子がこのような状態になったら、多くの親は「思春期だから」と思うでしょう。E君のご両親もそう思っていました。

そのうち、不安がどんどんひどくなり、パニックも起こすようになりました。不安で仕方がないので、お風呂に入るときも、トイレに入るときも、ドアを閉める

のが怖く、ドアを開けっぱなし。

イライラして「あっち行け！」とどなるくせに、そばを離れようとすると「そばにいて」と言う。親からすれば、一体どっちなの？　という状況です。

尋常ではない状態だったため思春期外来のある精神科を受診し、薬を処方してもらいましたが、その薬を飲むとおしっこが出なくなるといって、飲むのをやめてしまったそうです。

高校には通っていましたが、字が汚くなって、文字を読むことができなくなり、その後、計算もできなくなったそうです。そもそも、勉強にはまったく集中できませんでした。

なぜか手先も不器用になり、スニーカーの靴紐を結べなくなり、すぐほどけてしまいます。靴紐を踏んで転びやすくなり、ケガが絶えませんでした。

半袖を着ると不安でたまらず、服は長袖しか着ない。真夏でも長袖なので汗を大量にかき、汗疹《あせも》ができてかゆくてキレる。ちょっとした音も怖くなって、常に耳をふさいでいる。あまりにもひどい状況で、どうにもこうにもわからなくなり、私たちのクリニックにいらっしゃいました。

お話を聞くと、症状が出た時期と胃腸炎の時期が重なっていたため、検査をすると、やはり、お腹のトラブルもありました。E君の場合は高校生男子で体格もかなりよく、体重もあったので、正直なところ、パニックになって暴れるとご両親も危機的な状況になりかねません。脳の炎症がかなりひどかったこともあり、抗生剤とともに一時的にステロイドの服用をしました。

同時進行でお腹をととのえ、食事を変え、解毒とミトコンドリアサポートもやっていきました。

そうしたら、すっかり元のいい子に戻りました（笑）。信じられないことですが、胃腸炎になる前は、普通の高校生だったのです。

かつて、ネギが入っているみそ汁が嫌だと怒ってその弾みでみそ汁がこぼれ、父親が「お母さんがつくったものに何するんだ！」と怒る。まるでホームドラマのような展開でした。

でも、ご両親にしてみれば、思春期のイライラにしては、なぜ、同時に学力が落ちたり、怖がったりするのだろう？　と不思議で仕方がなかったそうです。

冷静に考えれば、E君が怒っている理由は、「ネギが入っていること」。そんなに大きなことで怒っているわけではありません。PANS／PANDASの極端なこだわりが、そこに見られます。

お子さんが大変な状況のときに、なかなか客観的に捉えることは難しいかもしれません。とくに家族となると、感情移入してしまって、よけいに見えなくなってしまいます。でも、丁寧に一つひとつ見ていくと、「思春期だけの問題にしては、おかしいかもしれない」と気づきます。

食事への異常なこだわり（偏食）、学習の変化、不安などが強いとき、思春期以外の可能性があるかもしれないということを知っている大人が一人でもいれば、PANS／PANDASに気づくことができるかもしれません。

よくなってからE君自身に聞くと、「頭の片隅では、やっちゃいけないとわかっていても、もう止められないほどイライラして仕方がなかった」と言います。「マジ、救われたよ」と言ってくれました（笑）。

なお、E君のように、一度PANS／PANDASの症状が出たお子さんは、次にまた胃腸炎やほかの感染症にかかったときに、再び症状が出る可能性はあります。

ここまでケース1からケース5の症例を読んでみて、いかがでしたか。

あまりにも症状が極端だったり、「まさか」というようなものだったり、後から振り返れば笑って話せるようになったりするのですが、その渦中にいる本人や家族にしてみると、とても大変なことなのです。

でも、この本を読んで、いろいろなケースを知ってくださったら、あなた自身のお子さんや、身近にいるお子さんに似たような症状が出たときに「もしかしたら」と思ってもらえるかもしれません。そして、おせっかいだと思わずに、教えてあげられる大人が一人でも増えてくれたら……と思います。

これまでも、わけもわからず大変な状況に陥ったまま、「うちの子は急にダメになった」「うちの子はバカなんだ」と、あきらめてしまったご家族もいるかもしれません。でも、PANS／PANDASの可能性があるかもしれないと思えたら、それだけで意義があると思うのです。それがたとえPANS／PANDASではなかったとしても、いいじゃないですか。繰り返しになりますが、第3章で紹介した生活習慣は、すべてのお子さん、すべての大人にいいことばかりなのですから。

ケース6

「うちの子はPANDASに違いない！」8年前に出会った親子の戦い

最後にご紹介するのは、私が忘れられない、そして、今でもお付き合いのある親子のケースです。

8年前、あるお父さんと出会いました。8歳くらいの娘さんが2年前に風邪を引いてからチックがひどくなったというのです。とても真面目で研究熱心なお父さんで、チックの回数を数えていました。1時間に10回、20回などとデータにして、記録を残していました。それを初診のときに持っていらっしゃいました。

お父さんがすごかったのは、お子さんの症状の原因を知りたい、治したいという情熱と執念でした。お父さんは、県内の大きな病院をすべて回って娘さんの症状について相談しましたが、どこへ行っても「チック症だから、薬物療法しかない」と言われたそうです。

でも、お父さんは納得できませんでした。「どう見ても、風邪を引いてからおかしくなった」と、戦い続けたのです。それからインターネットでありとあらゆる情報を調べました。日本だけでなく、翻訳ソフトを使って海外のサイトも調べ尽くしたのです。アメリカの論文まで読んだそうです。そして、発見しました。「娘の症状は、PANDASというものだ」。

「風邪をひいてからチックが出たのだから、うちの子は、PANDASに違いない。これだ！」と気づいた。それが今から9年前です。

とはいえ、どこの病院に行っていいのかわかりません。「自分たちでやるしかない」と、便のチェックをして、腸内環境をととのえる努力をしたり、解毒のための食事を改善したり、サプリメントを摂取するなど、できることはすべてやりました。そして1年ほどして、チックの回数が1時間に1回に減りました。

私のところに初めていらっしゃったのは、ちょうどそのころです。当時は、私自身もPANDASのことを知った直後。ですから「なんで、PANDASのことを知っているの？」とびっくりしました。

そこで、ご家庭で娘さんのために取り組んできたことを話され、「僕がやってきたことは合っていますか？」とおっしゃるのです。ご家族でやってきたことは、まさに第3章で紹介したようなものでした。一般の方が、自分で調べてここまでやられてきたことに心底驚いたのを覚えています。お父さん、お母さんが、娘のために必死でアプローチを続けた姿に、本当に感動しました。

そんなわけで、初診のときにはすでに、ほとんど治っていました。私は医師としてはほとんど何もやっていないのです。

「もう治っていますから、これまでの食生活を続けてください。もう診察は必要ないですよ」と申し上げても、「いや、これからも診てください。僕らのことを理解してくれる先生は初めてだったので、聞いていただくだけで嬉しいです」とおっしゃって。

そのご家族とはいまだに、年に2回ほどオンラインで診療をさせていただいています。娘さんはもう元気で生意気な高校生になっていて（笑）、チック症があったことなど、カケラも感じさせないくらい活発にされています。

このご家族がやったことは、地道な努力が必要だったかもしれませんが、決して大変なものではありません。

食事はグルテンフリー、カゼインフリーをして、なるべくオーガニックなものを食べる、ジャンクフードは全部やめる。〝体にいいものを食べる〟〝オーガニックのものを選ぶ〟といっても高価なものを選ぶという意味ではありません。悪いものは入れない、引き算の食生活をしながら、必要ないいものを入れる。もちろん、お子さんだけでなく、家族全員で取り組みました。それでいい便通があるのかをチェックしたのです。

このご家族に出会ってから思うのは、私たち医者にできることは最低限のことであって、やはりお父さん、お母さん、ご家族のサポートなくしては子どもはよくならないということです。逆にいえば、家族で協力すれば、PANS／PANDASはよくなるのです。


これだけいろいろな感染症が増えてきている今、本書に紹介した以外の症状に悩まされる子どもたちがこれからも出てくるでしょう。まだ知られていないだけで、新しいやり方で対応しなければならない新しい感染症も出てくるかもしれません。

そのときに、医師である私が言うのもなんですが、「医者に言われたからあきらめる」のではなく、あきらめずにアプローチし続けることが大切なのではないでしょうか。

コラム

「あなたのせいではない」と繰り返し伝える理由

PANS／PANDASのお子さんは、自己肯定感が低くなりがちです。

というのも、小さいときから人と比べて不器用で「〇〇ができない」と言われたり、不安や恐れが強すぎて「怖がり」「臆病」などと言われたりしてきたことから、その言葉を自分そのものだと受け止めざるを得ない状況だったためです。

つい先日、PANSのお子さんを持つお母さんが一人でクリニックにいらっしゃいました。「もう、どうしていいのかわからなくなりました」とおっしゃいます。

お子さんが、生まれ変わりができるストーリーのゲームにハマっていたそうです。お子さんの部屋に入ると、「もう人生、終わった。一回リセットして生まれ変わりたい」と書いてあるノートを偶然見つけてしまったのです。

そして、ある日、「私はこんなに一生懸命、死ぬ思いで毎日を過ごしているのに、お母さんはこれ以上、私に何を求めるの？　もう限界だよ」というメモ書きをお母さんに渡したといいます。「がんばってね」というやさしい想いからの言葉が、子どもを死ぬほどまで追いつめていたとは思いもしなかったそうです。

大人だって大事な子どものことを理解したい。でも、親にさえ子どもの苦しみを100％理解することはできず、苦しんでいます。どうにもできなくて、つい「しっかりしなさい！」などという言葉を子どもに投げてしまう。お子さんだって、しっかりしたいけど、できないのに。

PANS／PANDASのお子さんは毎日、懸命な思いで生きています。でも、自分ではどうにもならない。だから、私は何度でも「あなたのせいではないよ。体にいる悪い菌をやっつけるしかないよ。それを追い出そうね」と繰り返し子どもたちに伝えているのです。

感染症をやっつけるだけではなく、PANS／PANDASのお子さんの自己肯定感をこれ以上下げないように、私たち大人ができることはサポートしてあげたいと思っています。

エピローグ

PANS／PANDASサバイバーの子どもからの励ましのメッセージ

最後に、小学1年生のときからPANDASと戦ってきたお子さんからのメッセージを掲載します。

きっかけは、新型コロナウイルス感染症（COVID-19）に罹患したことでした。それ以来、このお子さんは感染症にかかりやすくなり、PANDASと戦ってきました。

今は小学4年生になりました。今もまだ完全ではないものの、症状は落ち着き、とてもよくなってきています。

今回、本を出すことを話して、「本を読んでくれる子どもたちに、メッセージを話してくれる？」とお願いしたものをここにご紹介します。

私たち大人がとやかく言うよりも、お子さん自身の言葉がいちばん真実を語ってくれています。

なるべく話したままの文章にしているので、ですます調が一貫していなかったり、文法的に間違っていたりするところもあると思いますが、そのほうが真実が伝わると思い、そのまま掲載します。


私はPANDASが大きらいです。急に消えて、いなくなってしまいたいと思いました。でもママが悲しむと思ってだめだなと思いました。そのときは、その気持ちをママにも言えませんでした。

漢字でトメとハネを書こうと思っても、とめたいのにハネちゃうし、ひらがなも、よくわからなくなって体が動かなくなる。

背中にはいつもだれかがいるのではないかと思って、こわくて、ろうかを歩くのがキライです。なぜって聞かれたけど、私だってわからない。急になみだが出てきちゃうし、くやしいし、こわくてたまらない。友達に話したってわかってくれないから、言わない。

でも、お医者さんに「PANDASをやっつけるぞ！　名前はかわいい感じだけど、ラスボスのように強いやつだから、作戦が必要なの。一緒にたたかうよ!」って言われてがんばろうと思った。

でも、つらかった。自分のせいだと思ったけど、私の体にかってに入ってきたバイキンがいるなんて気持ちわるいと思ったからたたかった。

今は一人で買い物にも行けるよ。そして、お医者さんになって、同じような子どもを助けようと思う。

学校の給食も、みんなと同じものを食べられなくて、みんなからは「なんで、ずるい」って言われることがあったけど、私はがんばれた。でもきっとがんばれない子がいると思うから、お医者さんになって、そういう子がつらくならないようにいっしょにたたかおうと思ってる。

PANDASは大きらい。でもやっつけれるから、自分のせいじゃなかったからよかった。

主な参考文献

1. **Gerentes, M., Pelissolo, A., Rajagopal, K., et al.** (2019). Obsessive-Compulsive Disorder: Autoimmunity and Neuroinflammation. *Current Psychiatry Reports, 21*(78).
2. **Attwells, S., Setiawan, E., Wilson, A. A., et al.** (2017). Inflammation in the Neurocircuitry of Obsessive-Compulsive Disorder. *JAMA Psychiatry, 74*(8), 833-840.
3. **Cunningham, M.** (2019). Molecular Mimicry, Autoimmunity, and Infection: The Cross-Reactive Antigens of Group A Streptococci and their Sequelae. *Microbiology Spectrum, 7*(4), GPP3-0045-2018.
4. **Swedo, S. E., Leckman, J. F., & Rose, N. R.** (2012). From Research Subgroup to Clinical Syndrome: Modifying the PANDAS Criteria to Describe PANS (Pediatric Acute-onset Neuropsychiatric Syndrome). *Pediatrics & Therapeutics, 2*(2).
5. **Journal of Child and Adolescent Psychopharmacology** (JCAP). (2017). *27*(volume)
6. **Lambert, J., & Vojdani, A.** (2017). Correlation of Tissue Antibodies and Food Immune Reactivity in Randomly Selected Patient Specimens. *Journal of Clinical & Cellular Immunology.*
7. **Vojdani, A., & Vojdani, E.** (2021). The Role of Exposomes in the Pathophysiology of Autoimmune Diseases I: Toxic Chemicals and Food. *Pathophysiology, 28*(4), 513-543.
8. **Kharrazian, D., Herbert, M., & Lambert, J.** (2023). The Relationships between Intestinal Permeability and Target Antibodies for a Spectrum of Autoimmune Diseases. *International Journal of Molecular Sciences.*

参考サイト

- PANDAS Network: https://pandasnetwork.org
- Pandas Physicians Network: https://www.pandasppn.org

著者紹介

本間良子　スクエアクリニック院長。米国抗加齢医学会フェロー。米国発達障害児バイオロジカル治療学会フェロー。聖マリアンナ医科大学医学部卒業後、同大学病院総合診療内科入局。副腎疲労の夫をサポートした経験を活かし、米国で学んだ最先端医療に基づく栄養指導もおこなう。

本間龍介　スクエアクリニック副院長。米国抗加齢医学会フェロー。米国発達障害児バイオロジカル治療学会フェロー。医学博士。聖マリアンナ医科大学医学部卒業後、同大学院医学研究科修了。自身が原因不明の重度の疲労感に苦しんだことをきっかけに、アドレナル・ファティーグ（副腎疲労）の提唱者であるウィルソン博士に夫婦で師事。帰国後、日本初の副腎疲労外来を開設。近年は、副腎疲労治療を応用し、認知症状や発達障害など脳のトラブルにも治療効果を上げている。

スクエアクリニック　https://www.squareclinic.net/

PANS《パンス》/PANDAS《パンダス》の正体《しょうたい》
こだわりが強《つよ》すぎる子《こ》どもたち

2024年10月30日　第１刷

著　　者　本《ほん》 間《ま》 良《りょう》 子《こ》
　　　　　本《ほん》 間《ま》 龍《りゅう》 介《すけ》
発 行 者　小 澤 源 太 郎

責任編集　株式会社 プライム涌光
電話　編集部　03(3203)2850

発 行 所　株式会社 青春出版社
東京都新宿区若松町12番１号 〒162-0056
振替番号　00190-7-98602
電話　営業部　03(3207)1916

印　刷　共同印刷　　製　本　フォーネット社

万一、落丁、乱丁がありました節は、お取りかえします。
ISBN978-4-413-23378-1 C0037